TAVI
実践マニュアル

Practical Manual of Transcatheter Aortic Valve Implantation (TAVI)

監修
林田健太郎

編集
OCEAN-SHD研究会

編集協力
山本真功・渡邊雄介

南江堂

■ 監修

林田健太郎　はやしだ けんたろう　慶應義塾大学循環器内科

■ 編集

OCEAN-SHD 研究会

■ 編集協力

山本　真功　やまもと まさのり　豊橋ハートセンター循環器内科
渡邊　雄介　わたなべ ゆうすけ　帝京大学循環器内科

■執筆 （執筆順）

林田健太郎　はやしだ けんたろう　慶應義塾大学循環器内科
村田　光繁　むらた みつしげ　慶應義塾大学循環器内科
片岡　明久　かたおか あきひさ　帝京大学循環器内科
鶴田ひかる　つるた ひかる　慶應義塾大学循環器内科
岡本　一真　おかもと かずま　明石医療センター心臓血管低侵襲治療センター
白井　伸一　しらい しんいち　小倉記念病院循環器内科
志村　徹郎　しむら てつろう　岐阜ハートセンター循環器内科
山本　真功　やまもと まさのり　豊橋ハートセンター循環器内科
上野　博志　うえの ひろし　富山大学第二内科
八島　史明　やしま ふみあき　慶應義塾大学循環器内科/済生会宇都宮病院循環器内科
中島　　真　なかしま まこと　帝京大学循環器内科
渡邊　雄介　わたなべ ゆうすけ　帝京大学循環器内科
長沼　　亨　ながぬま とおる　新東京病院心臓内科
柳澤　　亮　やなぎさわ りょう　慶應義塾大学循環器内科
荒井　隆秀　あらい たかひで　慶應義塾大学循環器内科
東森　亮博　ひがしもり あきひろ　東森医院
落合　智紀　おちあい ともき　湘南鎌倉総合病院循環器科
山中　　太　やまなか ふとし　湘南鎌倉総合病院循環器科
宮坂　政紀　みやさか まさき　仙台厚生病院心臓血管センター循環器内科
多田　憲生　ただ のりお　仙台厚生病院心臓血管センター循環器内科
荒木　基晴　あらき もとはる　済生会横浜市東部病院循環器内科
田端　　実　たばた みのる　東京ベイ・浦安市川医療センター心臓血管外科/虎の門病院循環器センター
小山　　裕　こやま ゆたか　名古屋ハートセンター心臓血管外科
大野　洋平　おおの ようへい　東海大学循環器内科
澤村　成史　さわむら しげひと　帝京大学麻酔科
佐藤　正顕　さとう まさあき　国立病院機構埼玉病院麻酔科
田中　　誠　たなか まこと　慶應義塾大学循環器内科
髙木　健督　たかぎ けんすけ　大垣市民病院循環器内科
水谷　一輝　みずたに かずき　大阪市立大学循環器内科

吉武　明弘	よしたけ あきひろ	埼玉医科大学国際医療センター心臓血管外科
奈良　有悟	なら ゆうご	帝京大学循環器内科
遠田　佑介	えんた ゆうすけ	仙台厚生病院心臓血管センター循環器内科
林　　昌臣	はやし まさおみ	小倉記念病院循環器内科
上岡　智彦	かみおか のりひこ	小倉記念病院循環器内科
山脇　理弘	やまわき まさひろ	済生会横浜市東部病院循環器内科
宍戸　晃基	ししど こうき	湘南鎌倉総合病院循環器科
加賀瀬　藍	かがせ あい	名古屋ハートセンター循環器内科
三友　　悟	みとも さとる	新東京病院心臓内科
川嶋　秀幸	かわしま ひでゆき	帝京大学循環器内科
日置　紘文	ひおき ひろふみ	帝京大学循環器内科
山口　　遼	やまぐち りょう	豊橋ハートセンター循環器内科
加納　誠士	かのう せいじ	豊橋ハートセンター循環器内科
柴山謙太郎	しばやま けんたろう	東京心臓血管・内科クリニック

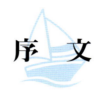

序 文

　経カテーテル大動脈弁留置術（TAVI）は外科手術が困難な重症大動脈弁狭窄症に対する低侵襲な治療オプションとして，2002年にフランスで第一例が施行された比較的新しい治療法である．開始当初は非常に危険性が高く，2009年に私がTAVIを修得するためにフランスに留学をした当時の周術期死亡率は10％と高率であった．

　フランスでは，同じ目的で留学していた山本真功先生・渡邊雄介先生と出会い，フランスにいながら自分たちができることは何なのか，TAVIをどのように日本に安全に導入するか，世界の患者さんや先生方のためにいかに役立つ情報を発信していくかという"public mission"を共有し，日本人の視点から研究を進めていき，論文を発表していった．我々が日本に帰国後，世界中の患者さんに役立つような研究を行い，日本からも世界と対等な立場でデータを発信していこうという目的から，フランス時代に使用していたデータベースを元にしてOCEAN-SHD研究会を発足するに至った．

　2013年に日本でもTAVIが保険償還されてから，日々の臨床で得られた情報を地道に皆で共有，発信してきた．またOCEAN-SHD研究会の仲間には多くの指導医（プロクター）が参加しており，全国の病院で手技指導を行うなどしてTAVIが日本に着実に根付くように日夜努力を続けている．現在日本における初期成績は30日死亡率2％以下という良好な水準を達成し，TAVIは日本においてもすでに確立された治療法としてなくてはならないものとなっている．

　今，OCEAN-SHD研究会は参加施設が20施設となり（2018年7月現在），学閥を超えた多施設レジストリーによる日本発のエビデンスを世界に向けて発信し続け，すでに30報以上の論文を発表している．

　本書は，この"public mission"の一環として，我々が日常臨床，手技指導，研究活動から得た最新の治験やtipsに基づき，これからTAVIの手技を身に付けようとする方への基本的事項から，すでに実施されている方へのアドバンスな内容まで詳細を解説した実践書である．多忙な診療の中で原稿を仕上げていただいた執筆者の方々にはこの場を借りて深く感謝申し上げたい．

　欧米では，TAVIの適応が急速に拡大してきており，今後さらに発展していくことは間違いないであろう．本書が日本におけるさらなるTAVIの普及と治療成績向上への一助となり，大動脈弁狭窄症に苦しむ患者さんを救うために役立つことを願っている．

2018年7月

OCEAN-SHD研究会代表

林田健太郎

目　次

Ⅰ　TAVI と大動脈弁狭窄症

A．TAVI の現状と将来展望 ———————————————— 林田健太郎　**2**

B．大動脈弁狭窄症の基本知識 ————————————————— 村田　光繁　**6**

　　コラム　low-flow low-gradient severe AS —————————— 片岡　明久　**12**

Ⅱ　TAVI の適応・スクリーニングを理解しよう

A．TAVI の基本を学ぶ　**16**

　1．内科医から見た TAVI の適応 ————————————— 鶴田ひかる　**16**

　2．外科医から見た TAVI の適応 ——————————————— 岡本　一真　**19**

　3．TAVI チームの組織 ————————————————————— 白井　伸一　**22**

　　コラム　低～中等度リスク症例に対する TAVI ———— 志村　徹郎・山本　真功　**25**

　　コラム　TAVI 弁の耐久性（durability） ————————— 上野　博志　**26**

B．TAVI 成功のためのスクリーニング　**28**

　1．総論：何を評価するのか ———————————————— 八島　史明　**28**

　　コラム　TAVI 後の非心臓手術のマネージメント ——— 中島　真・渡邊　雄介　**33**

　2．患者背景 ——————————————————————————— 長沼　亨　**34**

　3．大動脈弁複合体 ———————————————— 柳澤　亮・荒井　隆秀　**40**

　4．血管アクセス ——————————————————————— 東森　亮博　**46**

　　コラム　TAVI に関する現在までのエビデンス ———— 志村　徹郎・山本　真功　**50**

Ⅲ　TAVI を実践しよう

A．Sapien 3 vs Evolut R—どのようなケースでそれぞれの弁が有用か ———— 渡邊　雄介　**54**

　　コラム　新規デバイス ——————————————— 落合　智紀・山中　太　**58**

B．Sapien 使用の実際　**61**

　1．Sapien 3 のサイジング ————————————————— 白井　伸一　**61**

　2．経大腿動脈アプローチ（TF）　**69**

　　Ⅰ．セッティングからシース挿入まで —————— 荒井　隆秀・渡邊　雄介　**69**

　　Ⅱ．デバイス挿入から大動脈のトラッキングまで ——— 宮坂　政紀・多田　憲生　**73**

　　Ⅲ．デバイス弁通過から止血まで
　　　　（位置決め・留置・デバイス抜去・シース抜去） ——————— 荒木　基晴　**77**

　3．経心尖アプローチ（TA） ————————————————— 田端　実　**80**

　　コラム　TAVI 時代に心臓外科医はどうあるべきか ——————— 小山　裕　**84**

C．Evolut R 使用の実際　**85**

　1．Evolut R のサイジング ——————————————————— 山中　太　**85**

　2．経大腿動脈アプローチ（TF） ————————— 志村　徹郎・山本　真功　**89**

　3．経鎖骨下動脈アプローチ（TSc），直接大動脈アプローチ（DA）——— 大野　洋平　**95**

D.	TAVI の麻酔		100
	1. 全身麻酔	澤村　成史	100
	2. 局所麻酔	佐藤　正顕	104
E.	さまざまな条件における TAVI 実践のポイント		107
	1. 局所麻酔下のケース（術者より）	柳澤　亮	107
	2. 僧帽弁人工弁置換術後のケース	田中　誠	110
	3. 高度石灰化	髙木　健督	113
	4. 大動脈屈曲	荒井　隆秀・林田健太郎	116
	5. 冠動脈プロテクション	水谷　一輝	118
	6. 経腸骨動脈アプローチ，硬膜外麻酔	吉武　明弘	121
	⛵コラム　二尖弁への TAVI	奈良　有悟・渡邊　雄介	123
	⛵コラム　緊急 TAVI とは	遠田　佑介・多田　憲生	125
F.	TAVI 術中にどのように血行動態破綻を防ぐか —緊急体外循環使用ゼロへ	林田健太郎	127

IV　症例から学ぶ合併症とその対策

A.	心臓合併症		134
	1. 弁周囲逆流（PVL）	林　昌臣・白井　伸一	134
	2. 冠動脈閉塞	上岡　智彦・白井　伸一	141
	3. 弁輪破裂	山脇　理弘	147
	4. 心タンポナーデ	宍戸　晃基・山中　太	151
	5. 房室ブロック	加賀瀬　藍・山本　真功	154
	6. 弁脱落	三友　悟・長沼　亨	159
	7. 左室穿孔	宮坂　政紀・多田　憲生	164
	⛵コラム　ST-junction が詰まった症例	柳澤　亮	169
B.	心臓外合併症		170
	1. 血管合併症	川嶋　秀幸・渡邊　雄介	170
	2. 脳血管障害	髙木　健督	173
	3. 出血	日置　紘文・渡邊　雄介	179
	⛵コラム　TAVI 周術期の抗血栓療法	山口　遼・山本　真功	183
	⛵コラム　腎障害と TAVI	加納　誠士・山本　真功	184

V　術後管理をおさえよう

A.	術後評価	柴山謙太郎	190
	⛵コラム　TAVI 術後 CT	柳澤　亮	194
B.	術後管理	田中　誠	195

索　引	199

謹告
監修者・編集協力者・著者ならびに出版社は，本書に記載されている内容について最新かつ正確であるように最善の努力をしております．しかし，治療法や医療機器の規格・仕様などは医学の進歩やメーカーの開発によって変わる場合があります．治療に際しましては，読者ご自身で十分に注意を払われることを要望いたします．

株式会社　南江堂

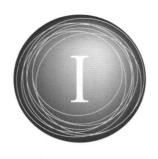

TAVIと
大動脈弁狭窄症

A TAVIの現状と将来展望

1 TAVIの概要

　経カテーテル大動脈弁留置術（transcatheter aortic valve implantation：TAVI）は，周術期リスクが高く外科的大動脈弁置換術（surgical aortic valve replacement：SAVR）の適応とならないハイリスクの患者群に対して，開胸や人工心肺を必要としない，より低侵襲な治療として開発されてきた．2002年にフランスのRouen大学循環器内科のCribier教授によってfirst in manが施行されて以来[1]，2007年に欧州でCEマーク，2011年に米国でFDA承認を受け，既に全世界で30万人以上が治療を受けている．

　本邦でも2013年にバルーン拡張型デバイスであるEdwards Lifesciences社のSapien XTがPMDAの承認を受け，長らく使用されてきた．また2016年1月には自己拡張型デバイスであるMedtronic社のCoreValveが承認された．さらにそれぞれの後継機種となるEdwards Sapien 3が2016年5月から，Medtronic Evolut Rが2016年12月から使用可能となり，現在ですでに国内で1万例以上が治療されている（図1）．アプローチ法は最も低侵襲である経大腿動脈アプローチが95％以上の症例で使用されているが，腸骨大腿動脈アクセスに問題があるような症例では経心尖，直接大動脈，経鎖骨下動脈アプローチなどが使用されることもある（図2）．実施施設は急速に拡大し，現在国内138施設（2018年4月現在）が認定を受けている．

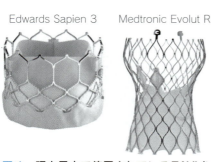

図1　現在日本で使用されているTAVI弁
（Edwards Lifesciences社およびMedtronic社提供）

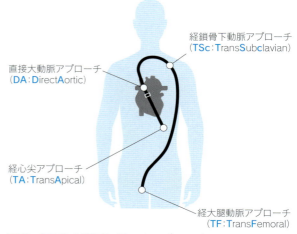

図2　TAVI弁留置に用いるアプローチ

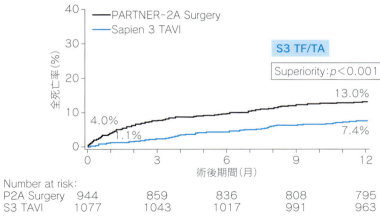

図3　未調整時間-イベント解析（全死亡）
(Thourani VH, et al：Lancet 2016；387：2218-2225 より改変して引用)

② 海外における最新のエビデンス（中等度-低リスク患者におけるTAVI）

　当初TAVI治療の適応は，SAVR施行不能もしくはハイリスクの有症候性重症AS症例とされてきたが，TAVI治療技術の進歩に伴い，欧州と米国では，より低いリスク例へ適応が拡大されている．ASに対する標準治療として確立されてきたSAVRとTAVI治療の比較検討として，中等度リスク例および低リスク例を対象とした大規模臨床試験PARTNER-2 trialとNOTION-1 trialにおいて，いずれもTAVI治療は外科治療と遜色のない短期成績が示された[2,3]．また，中等度リスクに対するSapien 3を用いたコホートとPARTNER-2 AのSAVRコホートをpropensity score-matchを用いて比較検討した解析において，TAVIにおける全死亡，脳卒中がSAVRに比して有意に低かったという成績が示された[4]（図3）．本邦でもすでにこのSaipen 3が広く使用されており，良好な成績を達成している．また自己拡張型デバイスであるCoreValveを使用したTAVIとSAVRを比較したRCTであるSURTAVI trialでも同等の成績が証明された[5]．これらのエビデンスを反映し，2017 AHA/ACC Focused Update of the guideline for the Management of Patients with Valvular Heart Diseaseにおいて，中等度リスクの有症候性重症ASに対するTAVIはClass Ⅱaにアップグレードされている[6]．

　さらには2017年のESCで発表されたESC/EACTSのガイドラインでは，ついに中等度リスク患者に対するTAVIはClass Ⅰの適応となり，年齢が75歳以上である場合にはTAVI favorであることが明記されている[7]．本邦では平均余命が欧米に比べて長いこと，また劣化TAVI弁に対するvalve in valveの手技がまだ承認されていないことを鑑みると，この75歳という基準はそのまま適応しにくいが，今後TAVIの適応がさらに低年齢化していくことが予想される．

　このようにTAVIの適応は急速に広がっており，中等度リスク症例の試験の次はまったく問題なくSAVRを受けられる低リスク患者において，TAVIとSAVRのRCTであるPARTNER-3 trialが開始されている（図4）．こちらは北米を中心とした国際共同試験だが，本邦からも当院（慶應義塾大学）を含めた3施設が参加できたことは，日本のさらなる国際的共同研究への参加という観点から非常に重要であると考えられる．

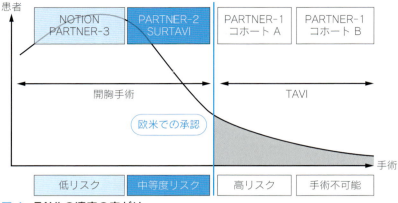

図4　TAVIの適応の広がり

③ 本邦におけるエビデンス

　筆者らが行っている Optimized CathEter vAlvular iNtervention-TAVI（OCEAN-TAVI）registry は，おおむね年間50症例以上TAVIを施行している high volume center のみで構成される all comer registry である．現在国内20施設が参加し，日本の全症例の30〜40％をカバーし，本邦の実際の臨床成績について報告している．

　現在中期成績まで出ており，2016年の日本心血管インターベンション治療学会（CVIT）で発表され，全体の1年累積生存率は90.0％，観察期間を通してTF群で有意に生存率が高かった（$p=0.002$）．心不全による再入院回避率もTF群では観察期間を通して高い水準が保たれている（1年：95.8，2年：94.6）．

　TAVIは本邦では2013年より開始された比較的新しい治療であるが，ついにわが国初のエビデンスが確立されてきた．本邦におけるSAVRの成績は，単弁置換で30日死亡率2％，再開胸手術で7％であるのに対し[8]，ハイリスク患者を多く含んだTAVIコホートで2％という低い30日死亡率を達成できているのは画期的である．またSapien XTという旧型のデバイスを使用しても海外で先行して使用されてきたSapien 3という最新機種と遜色ない臨床成績を達成している．さらにすでに本邦でもこの最新のSapien 3が2016年5月より使用開始されており，今後のさらなる臨床成績の改善が期待される．

④ 今後の課題

　従来TAVIの大きな課題とされてきた弁周囲逆流や血管合併症はデバイスの改良やスクリーニングの改善により，克服されつつある．またこれまで適応とされていなかった二尖弁に対しても，近年最新デバイスを使用することにより弁周囲逆流が減少し，非二尖弁症例と同様な成績が達成できるということが報告されている[9,10]．

　最大の焦点となりうるのは弁の耐久性だが，現在最長8年間までの耐久性データが出始めているが，現在のところSAVR弁と比べてTAVI弁の耐久性が劣っているというデータは存在しない．今後若年者に対する適応拡大にはさらに長期間の耐久性のデータが必要となるであろう．

　さらにTAVI弁のみならず外科弁にも，術後造影CTを撮影すると血栓様のものが付着していることが近年報告されており[11]，術後1年の経過で増加することがわかってきた[12]．現在抗血小板薬

2剤併用療法（dual antiplatelet therapy：DAPT）が標準的な術後抗血栓療法となっているが，今後ワルファリンや直接経口抗凝固薬（DOAC）などの抗凝固薬がどのような役割を果たしていくのかが注目されている．

また，現在本邦で適応とされていない血液透析患者に対するTAVIの臨床治験が2016年9月より開始されており，今後のさらなる適応拡大が期待される．

本項で概説したように，この新しい治療法は急速に発展し，成績が確立されつつある．詳細は各論および随所に設けたコラムで詳述しているので参照されたい．本邦でのよい成績を担保している最大の要因はやはり集学的なハートチームアプローチによるところが大きいであろう．

弁膜症のインターベンションは新規デバイスも多く開発されており，今後のさらなる発展が期待される分野である．

文献

1) Cribier A, et al：Percutaneous transcatheter implantation of an aortic valve prosthesis for calcific aortic stenosis：first human case description. Circulation 2002；**106**：3006-3008

2) Leon MB, et al：Transcatheter or surgical aortic-valve replacement in intermediate-risk patients. N Engl J Med 2016；**374**：1609-1620

3) Sondergaard L, et al：Two-year outcomes in patients with severe aortic valve stenosis randomized to transcatheter versus surgical aortic valve replacement：The All-Comers Nordic Aortic Valve Intervention Randomized Clinical Trial. Circ Cardiovasc Interv 2016；**9**（6）. pii：e003665.

4) Thourani VH, et al：Transcatheter aortic valve replacement versus surgical valve replacement in intermediate-risk patients：a propensity score analysis. Lancet 2016；**387**：2218-2225

5) Reardon MJ, et al：Surgical or transcatheter aortic-valve replacement in intermediate-risk patients. N Engl J Med 2017；**376**：1321-1331

6) Nishimura RA, et al：2017 AHA/ACC Focused Update of the 2014 AHA/ACC Guideline for the Management of Patients With Valvular Heart Disease：A Report of the American College of Cardiology/American Heart Association Task Force on Clinical Practice Guidelines. J Am Coll Cardiol 2017；**135**：e1159-e1195

7) Baumgartner H, et al：2017 ESC/EACTS Guidelines for the management of valvular heart disease：The Task Force for the Management of Valvular Heart Disease of the European Society of Cardiology（ESC）and the European Association for Cardio-Thoracic Surgery（EACTS）. Eur Heart J 2017；**38**：2739-2791

8) Committee for Scientific Affairs TJAfTS；Masuda M, et al：Thoracic and cardiovascular surgery in Japan during 2012：annual report by The Japanese Association for Thoracic Surgery. Gen Thorac Cardiovasc Surg 2014；**62**：734-764

9) Yoon SH, et al：Outcomes in transcatheter aortic valve replacement for bicuspid versus tricuspid aortic valve stenosis. J Am Coll Cardiol 2017；**69**：2579-2589

10) Yoon SH, et al：Transcatheter aortic valve replacement with early- and new-generation devices in bicuspid aortic valve stenosis. J Am Coll Cardiol 2016；**68**：1195-1205

11) Makkar RR, et al：Possible subclinical leaflet thrombosis in bioprosthetic aortic valves. N Engl J Med 2015；**373**：2015-2024

12) Yanagisawa R, et al：Incidence, predictors, and mid-term outcomes of possible leaflet thrombosis after TAVR. JACC Cardiovasc Imaging 2017；**10**：1-11

B 大動脈弁狭窄症の基本知識

1 病態

大動脈弁狭窄症（aortic stenosis：AS）は，大動脈弁の加齢性変化，先天性二尖弁，リウマチ熱，炎症性変化などにより，大動脈弁の開口障害，結果として大動脈弁の狭窄を生じる病態である．左室は，慢性的な圧負荷により左室肥大を呈する．

2 疫学

ASの原因は，加齢性（退行変性）変化，先天性二尖弁，リウマチ熱，炎症性変化で90％以上を占めるが，特に70歳以上の高齢者では退行変性が，70歳未満の比較的若年層では二尖弁の占める割合が高い．最近では高齢化社会に伴い，全体として退行変性が増加している．

症状出現後の高度ASの予後は不良であり，狭心症が出現すると平均余命は5年，失神で3年，心不全で2年とされている（図1，現在は図に示された年齢より少し高齢にシフトしている）[1]．突然死は，主に有症状患者に見られるため，症状のある高度AS患者では可及的早期に侵襲的治療を検討する必要がある．

3 診断

ASの治療適応決定において重症度評価は最も重要である．AS重症度評価は一般に心エコー図を

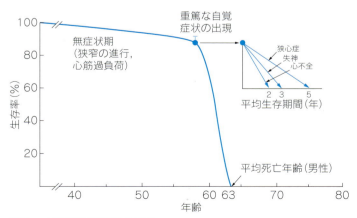

図1　大動脈弁狭窄症の予後
（Ross J Jr, et al：Circulation 1968；**38**（Suppl Ⅴ）：V61-67 より引用）

大動脈弁狭窄症の基本知識　　**7**

表1　大動脈弁狭窄症の重症度基準

	大動脈硬化	軽度	中等度	重度
最大血流速度（m/sec）	≦2.5 m/sec	2.6〜2.9	3.0〜4.0	≧4.0
平均圧較差（mmHg）	—	<20	20〜40	≧40
弁口面積（cm²）	—	>1.5	1.0〜1.5	<1.0
弁口面積係数（cm²/m²）	—	>0.85	0.60〜0.85	<0.6
速度比	—	>0.50	0.25〜0.50	<0.25

（Baumgartner H, et al：J Am Soc Echocardiogr 2017；**30**：372-392 より引用）

用いて行われる．断層法で弁の開口制限が認められれば AS を疑い，弁尖が2枚であれば二尖弁を，交連部癒合が明確であればリウマチ性を考える．リウマチ性の場合は通常僧帽弁にも変化を認めることが多い．加齢による退行変性では，交連部癒合がなくても弁尖輝度上昇・石灰化等の弁硬化が著明で開口制限が起こる．

a. AS 重症度評価

AS の重症度を連続波ドプラ法による弁通過最大血流速度，平均弁間圧較差，および弁口面積などにより評価する．日本循環器学会および米国心エコー図学会のガイドラインでは，欧米に倣い最高血流速度 4.0 m/sec 以上，平均圧較差 40 mmHg 以上，弁口面積 1.0 cm²以下を重症 AS としている[2,3]．ただし，測定した弁口面積が 1.0 cm²を超えている場合でも，体表面積で補正した弁口面積係数が 0.6 cm²/m²以下である場合は重症とする（**表1**）[3]．

1）弁通過最大血流速度，弁間圧較差による評価

大動脈弁通過最大血流速度や弁間圧較差は連続波ドプラ法を用いて計測され，簡易ベルヌーイ式（$P=4V^2$）によって算出される．連続波ドプラ法のアプローチは断層像で可能な限り弁尖の開口部を描出しカラードプラ法で血流を確認したうえで，その血流に対して平行に連続波ドプラ法のビームを投入する．計測精度はドプラビームの入射角度の影響を受け，入射角度が大きくなるほど圧較差を過小評価する．

2）弁口面積による評価

①連続の式および②プラニメトリー法の2種類があるが，①は機能的弁口面積を示し，②は解剖学的な弁口面積を示しているため，厳密にいうと観察している対象が異なることに留意しなければならない．

a）連続の式

質量保存の法則に基づき，左室流出路と大動脈弁狭窄部を通過する血流量は不変であることを利用している．たとえば，左室流出路の時間速度積分値を VTI_{LVOT}，断面積を A_{LVOT} とし，大動脈弁狭窄部の時間速度積分値を VTI_{AV}，断面積を AVA とすると，狭窄部と非狭窄部で流量は等しいので，

$$VTI_{LVOT} \times A_{LVOT} = VTI_{AV} \times AVA \quad すなわち \quad AVA = \frac{VTI_{LVOT} \times A_{LVOT}}{VTI_{AV}}$$

として，狭窄部面積を算出する．なお，式の成立において計測が困難で臨床的に無視できる部分は除外している．このように連続の式は一定の仮定と省略のもとに成り立つ計算式ではあるが，大動脈弁口面積の絶対値が得られ，血行動態の影響を受けず，非観血的に AS の重症度を評価できる．反面，左室流出路径の測定と狭窄部ジェットの的確な捕捉を誤ると，弁口面積の算出が不正確になる．また，左室流出路の血流が乱流を示す場合，狭窄弁口の手前の血流量の測定が不正確になる[4]．

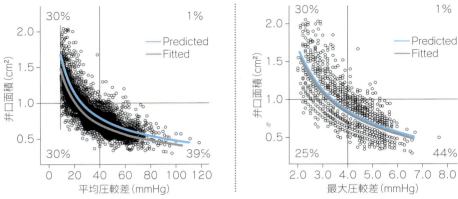

図2 大動脈弁狭窄症重症度評価におけるエコー指標不一致
(Minners J, et al：Eur Heart J 2008；**29**：1043-1048 より引用)

　b）プラニメトリー法
　傍胸骨短軸像で弁口を直接トレースして求めるため，複雑な計算なしに直接面積の測定が可能である．反面，設定する断面が必ずしも真の弁口面積を切り出しているとは限らず，そのために容易に誤差が生じうる．また，ゲイン設定が低いと面積を過小評価，設定が高いと過大評価してしまい，石灰化が著明な際は正確な測定ができない[2]．
　なお，真の弁口面積の断面を描出するには，経胸壁心エコー図よりも経食道心エコー図で行うほうが正確である．最近では三次元解析下で弁の開口が最小となる断面をより正確に同定し，その部位の断面積をトレースする方法が用いられている．

3）重症度評価指標の乖離
　実際の症例では，ASの重症度評価の指標がすべて**表1**のように一致するとは限らず，各指標によって重症度が異なることをしばしば経験する．この要因として，高血圧，僧帽弁閉鎖不全症の合併，左室収縮機能低下および狭小左室時には大動脈弁通過血流が減少するため重症度を過小評価することが考えられる．逆に，大動脈弁閉鎖不全症の合併，運動時，貧血，発熱時などでは1回心拍出量が増大し重症度を過大評価することになる．以上にもあてはまらない場合は，測定誤差などの可能性を考え，心臓カテーテル検査による左室大動脈同時圧，1回拍出量係数（SVi）および弁口面積測定を検討する．

b. low-flow low-gradient AS（LFLG AS）

　前述のように大動脈弁間圧較差は，大動脈弁狭窄の程度と同部を通過する血流量に依存するため，狭窄が強い場合でも1回拍出量が少ない場合は圧較差が上がらないことがある．弁口面積計測では高度分類でも，その他の指標が軽度から中等度になる症例の一部がこれに該当すると考えられる（**図2**）[5]．
　大動脈弁の開口は血流量（flow rate）に依存するため，開口障害が大動脈弁の器質的変化によるものか，または低流量によるものかを鑑別する必要がある．2017年米国心エコー図学会（ASE）の勧告（**図3**）[3]では，弁通過最大血流速度および弁間圧較差が中等度（Vmax＜4 m/sec，ΔPmean＜40 mmHg），大動脈弁口面積が高度（AVA≦1.0 cm^2）の場合，測定エラーの有無を再確認のうえ（Step 3），SViを計測し低心拍出か否かを確認（Step 4）する．次に低心拍出が左室収縮機能低下に起因しているか否かを左室駆出率（LVEF）で判断する（Step 5）．

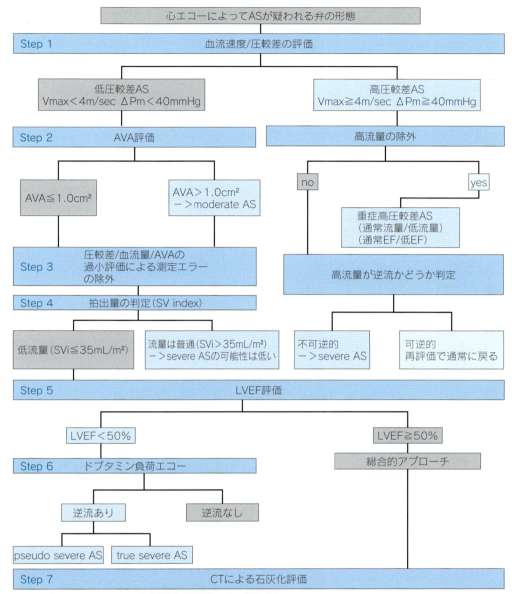

図3 心エコー図によるAS重症度評価アルゴリズム
(Baumgartner H, et al：J Am Soc Echocardiogr 2017；30：372-392 より引用)

1) true severe AS と pseudo severe AS
　低心拍にもかかわらずLVEF＜50％であればドブタミン負荷心エコー図検査を施行する．心拍出量が増加し圧較差は増加しても弁口面積が増加しなければtrue severe ASと診断する．一方で，弁口面積が0.3 cm²以上増大し，最終的に1 cm²を超えるようであればpseudo severe ASと診断する．

2) paradoxical severe AS
　低心拍にもかかわらずLVEF＞50％の場合は，ドブタミン負荷の有用性は明らかでなく弁口面積から判断せざるをえない．ただし，表2の所見があればsevere ASである可能性が増すとされている．特に後述する手術適応に関しては症状の有無が重視されている．

表2 弁口面積＜1.0 cm^2，平均圧較差＜40 mmHg の EF が保持された患者における重度 AS が示唆される所見

1．Clinical criteria
・重症 AS に一致する身体所見
・典型的自覚症状
・高齢者（＞70 歳）
2．Qualitative imaging data
・左室肥大（高血圧既往あり）
・他に説明できない長軸方向左室機能低下
3．Quantitative imaging data
Mean gradient 30〜40 mmHg[*1]
AVA≦0.8 cm^2
Low flow（SVi＜35 mL/m^2）confirmed by other techniques than standard
Doppler technique（LVOT measurement by 3D TEE or MSCT；CMR, invasive data）
Calcium score by MSCT[*2]

Severe AS likely :	men≧2000	women≧1200
Severe AS very likely :	men≧3000	women≧1600
Severe AS unlikely :	men＜1600	women＜800

AS : aortic stenosis, AVA : aortic valve area, CMR : cardiac magnetic resonance imaging, EF : ejection fraction, LVOT : left vetirucular outflow tract, MSCT : multislice comptuted tomography, SVi : stroke volume index, TEE : transesophageal echocardiography.
[*1] Haemodynamics measured when the patient is normotensive.
[*2] Values are given in arbitrary units using Agatston method for quantification of valve calcification.
（Baumgartner H, et al : J Am Soc Echocardiogr 2017；**30**：372-392 より引用）

　しかし，ASE の勧告を含め多くの報告で用いられている低心拍出の基準値 SVi＝35 mL/m^{2}を日本人に適応すべきか否かは明らかではないことや SVi 測定上の誤差があることを考えると，SVi が境界値の場合は左室サイズや左室収縮機能と合わせて評価し，特に症状が明らかな場合は常に LFLG AS の可能性を考慮する必要がある．

　なお，LFLG AS の臨床的意義については別項を参照されたい（p12）．

④ 手術適応

　AHA/ACC ガイドライン（2014）では，手術適応の柱として自覚症状の有無および AS の重症度を重視している（**図4**）．同ガイドラインでは，重度 AS の指標として弁通過最大血流速度および弁間圧較差を原則用いており，低心拍出が疑われるときのみ弁口面積も参考にしている[4]．

　なお，2017 年の AHA/ACC ガイドラインアップデートでは無症候性でも重度 AS で手術リスクが中等度以下であれば外科的大動脈弁置換術（SAVR）の適応とされ（Class I）[7]（p16，**図1** 参照），さらに同年の ESC ガイドラインアップデートでも手術リスクが低く，peak velocity＞5.5 m/sec，高度石灰化と 0.3 cm^2/sec 以上の進行，正常の 3 倍以上の BNP 上昇，高度肺高血圧＞60 mmHg のいずれかがあれば SAVR の適応とされた[8]．

　一方で，無症状で手術の中等度以下のリスク症例に対する TAVI についてはエビデンスがなく，注意深く症状の出現を観察する．

大動脈弁狭窄症の基本知識　11

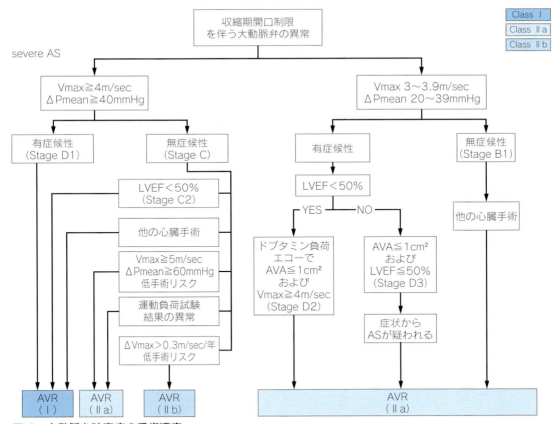

図4　大動脈弁狭窄症の手術適応
(Nishimura R, et al：J Am Coll Cardiol 2014；63：2438-2488 より引用)

文献
1) Ross J Jr, et al：Aortic stenosis. Circulation 1968；38（Suppl Ⅴ）：V61-67
2) 大北　裕，ほか：弁膜疾患の非薬物治療に関するガイドライン（2012年改訂版），日本循環器学会ほか，p10-17，2012
3) Baumgartner H, et al：Recommendations on the echocardiographic assessment of aortic valve stenosis：A focused update from the European Association of cardiovascular imaging and the American Society of Echocardiography. J Am Soc Echocardiogr 2017；30：372-392
4) 吉川純一（編）：臨床エコー図学（第2版），文光堂，p146-150，2001
5) Minners J, et al：Inconsistencies of echocardiographic criteria for the grading of aortic valve stenosis. Eur Heart J 2008；29：1043-1048
6) Nishimura R, et al：2014 AHA/ACC guideline for the management of patients with valvular heart disease. J Am Coll Cardiol 2014；22：e57-185
7) Nishimura R, et al：2017 AHA/ACC Focused update of the 2014 AHA/ACC guideline for the management of patients with valvular heart disease. J Am Coll Cardiol 2017；70：252-289
8) Baumgartner H, et al：2017 ESC/EACTS guideline for the management of valvular heart disease. Eur Heart J 2017；38：1-53

コラム low-flow low-gradient severe AS

low-flow low-gradient severe AS（LFLG-SAS）は AS 診療のトピックで，TAVI 時代を迎え本邦の日常診療でも多くの症例を経験するようになってきた．AHA/ACC ガイドライン（2014）では有症状の high-gradient severe AS（Stage D1）に対して，LFLG-SAS を 2 つの病態に分けている[1]．①LVEF が 50％未満に低下している classical LFLG-SAS（＝LFLG-SAS with reduced LVEF）を Stage D2，②LVEF が 50％以上かつ stroke volume index が 35 mL/m^{2}未満の paradoxical LFLG-SAS（＝LFLG-SAS with preserved LVEF）を Stage D3 と位置づけている．

双方とも弁口面積が小さい真の severe AS であるが，弁を通過する血流が低流量であるためドプラ心エコーにて圧較差が低く算出されてしまう．診断方法は別項に譲ることとし（p8 参照），本コラムでは治療法，予後を中心に述べることとする．

classical LFLG-SAS

classical LFLG-SAS は，虚血性心疾患，拡張型心筋症，または AS による遠心性の左室リモデリングが進んで左室収縮力が低下した病態である．pseudo severe AS の除外と左室収縮予備能の有無を知るために低用量のドブタミン負荷心エコーが必須であり，外科的大動脈弁置換術（SAVR）のハイリスクとしてよく知られている．

AHA2014 ガイドラインでは Class Ⅱ a で SAVR または TAVI が推奨されているが，非無作為化試験では SAVR より TAVI の有用性が指摘されている[2]．無作為化試験である PARTNER trial では SAVR と TAVI では予後に差は認めなかったと結論されているが，ドブタミン負荷試験での左室収縮予備能がない重症症例が除外されている[3]．最新の知見では，TAVI による良好な手術成績と 1 年後の予後が報告されている[4]．また，この試験では左室収縮予備能の有無にかかわらず，1 年後の予後と左室機能の回復に差がなかったとの衝撃の結果であった．

近い将来，左室収縮予備能がない classical LFLG-SAS に対して，TAVI，特に手術による心筋ダメージが少ない TF-TAVI が第一選択になる可能性があると考える．

paradoxical LFLG-SAS

paradoxical LFLG-SAS は，女性に多く，求心性肥大が著しく進行した内腔が小さい左室肥大を特徴とし，severe AS の中で 5～25％との頻度であると報告されている．欧米では high-gradient severe AS と比較して予後不良と考えられ，TAVI または SAVR は内科的保存治療と比較して生存を改善させるとのコンセンサスがあるが[5]，PARTNER-1A trial の事後解析では TAVI のほうが優れている可能性が示唆されている[3]．

本邦のコホートでは日本人患者の体格が小さいこともあり，paradoxical LFLG-SAS の自然予後は，moderate AS と同等であり，SAVR のメリットは少ないとの報告がある[6]．したがって，日本人では欧米人と予後が違うのではないかという議論が絶えなかったが，筆者らは体の小さい日本人の TAVI 治療コホートで，paradoxical LFLG-SAS の TAVI 後の中長期予後は欧米同様に不良であったことを明らかにした[7]．今後，この議論が本邦でますます活性化されることが予想される．

最近の報告より

最新の概念として，カナダの Pibarot らは LVEF が 50％以上かつ stroke volume index が 35 mL/m^{2}以上の有症状の low-gradient severe AS を normal-flow low-gradient severe AS（Stage D4?）と新たに分類しており，AHA2014 ガイドラインの不備を指摘しつつ，併存疾患から SAVR または TAVI を適切に選択することを提案している[8]．今後この分類のエビデンスが蓄積されていくことを期待する．

文献

1) Nishimura RA, et al：2014 AHA/ACC guideline for the management of patients with valvular heart disease：a report of the American College of Cardiology/American Heart Association Task Force on Practice Guidelines. J Am Coll Cardiol 2014；**63**：e57-185

2) Ben-Dor I, et al：Comparison of outcome of higher versus lower transvalvular gradients in patients with severe aortic stenosis and low（＜40％）left ventricular ejection fraction. Am J Car-

diol 2012 ; **109** : 1031-1037
3) Herrmann HC, et al : Predictors of mortality and outcomes of therapy in low-flow severe aortic stenosis : a Placement of Aortic Transcatheter Valves (PARTNER) trial analysis. Circulation 2013 ; **127** : 2316-2326
4) Henrique B, et al : Transcatheter aortic valve in patients with low-flow, low-gradient aortic stenosis : The TOPAS-TAVI Registry. J Am Coll Cardiol 2018 ; **71** : 1297-1308
5) Dayan V, et al : Outcome and Impact of Aortic Valve Replacement in Patients With Preserved LVEF and Low-Gradient Aortic Stenosis. J Am Coll Cardiol 2015 ; **66** : 2594-2603
6) Yamashita E, et al : Prognostic value of paradoxical low-gradient severe aortic stenosis in Japan : Japanese Multicenter Aortic Stenosis Study, Retrospective (JUST-R) Registry. J Cardiol 2015 ; **65** : 360-368
7) Kataoka A, et al : Prognostic Impact of Low-Flow Severe Aortic Stenosis in Small-Body Patients undergoing TAVI : the OCEAN-TAVI Registry. JACC Cardiovasc Imaging 2018 ; **11** : 659-669
8) Clavel MA, et al : Cardiac Imaging for Assessing Low-Gradient Severe Aortic Stenosis. JACC Cardiovasc Imaging 2017 ; **10** : 185-202

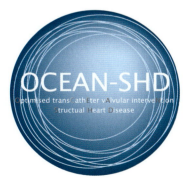

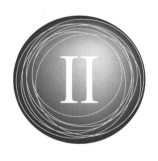

TAVIの適応・スクリーニングを理解しよう

A TAVIの基本を学ぶ

1 内科医から見たTAVIの適応

大動脈弁狭窄症（AS）に対する治療方針を考えるうえで，経カテーテル大動脈弁留置術（TAVI）のエビデンスを知り，年齢，患者背景による外科的大動脈弁置換術（SAVR）のリスク，解剖学的危険因子をふまえて検討することが重要である．

① TAVIのエビデンスとガイドライン：手術リスクの観点から

外科手術不能もしくは高リスク例に対するSAVRとTAVIの大規模無作為比較試験であるPARTNER-1 trial[1]とUS CoreValve trial[2]，中等度リスク例に対するPARTNER-2 trial[3]において，TAVIの非劣性もしくは優位な治療成績が示され，特にPARTNER-2 trialにおける経大腿動脈アプローチTAVI（TF-TAVI）は，全死亡と脳卒中の複合エンドポイントにおいてSAVRを上回る良好な成績が示された．

これらのエビデンスは2017年改訂のガイドラインに反映され，2017 AHA/ACCガイドラインアップデート[4]では，中等度リスクの有症候性ASに対するTAVIをClass IIaとする記載が追加さ

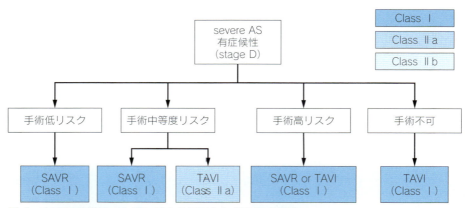

図1　有症候性重症AS例に対するTAVIとSAVRの選択
（Nishimura RA, et al：Circulation 2017；135：e1159-e1195より引用）

1 内科医から見た TAVI の適応 **17**

表 1 increased surgical risk 例に対する TAVI と SAVR の選択肢について考慮すべき要因

	TAVI が望ましい	SAVR が望ましい		TAVI が望ましい	SAVR が望ましい
臨床要因			**解剖学的要因・技術的要因**		
STS/EuroSCORE Ⅱ＜4% (logistic EuroSCORE Ⅰ＜10%)		＋	経大腿動脈アクセスの TAVI が可能	＋	
STS/EuroSCORE Ⅱ≧4% (logistic EuroSCORE Ⅰ≧10%)	＋		TAVI のアクセス不能		＋
手術リスクスコアに反映されない重度の合併症の存在	＋		再開胸時のリスクとなる冠動脈バイパスグラフトの存在	＋	
年齢＜75 歳		＋	porcelain aorta	＋	
年齢≧75 歳	＋		胸部放射線照射既往	＋	
心臓手術の既往	＋		患者人工弁不適合の可能性	＋	
frailty	＋		高度胸郭変形，側彎症	＋	
術後のリハビテーションに影響を及ぼす身体活動制限	＋		TAVI デバイス適応外の弁輪サイズ		＋
心内膜炎の疑い		＋	冠動脈の低起始		＋
同時手術が必要な合併疾患			TAVI に適さない大動脈基部形態		＋
バイパス術を要する高度冠動脈疾患		＋	TAVI に適さない弁尖形態（弁尖石灰化の程度と分布，二尖弁）		＋
手術可能な高度一次性僧帽弁疾患		＋	大動脈，左室内の血栓		＋
高度三尖弁疾患		＋			
上行大動脈瘤		＋			
心筋切除術を要する心室中隔肥大		＋			

（Baumgartner H, et al：Eur Heart J 2017；**38**：2739-2791 より引用）

れた（図 1）．ESC/EACTS ガイドライン（2017）[5] では，有症候性 AS に対する術式選択の Class Ⅰ適応として，increased surgical risk 例（STS≧4% 例あるいは frailty，porcelain aorta，放射線照射後などのリスクを有する例）は，患者背景を考慮しハートチームで TAVI と SAVR の治療選択肢について検討すべきであり，TF-TAVI が可能な高齢患者については TAVI が望ましいと記載されている．手術可能な中等度リスク例に対する TAVI の適応拡大が明記されていることをふまえ，治療選択を行うことが重要であると思われる．

② 年齢と TAVI

ESC ガイドライン（2017）では，「75 歳以上は TAVI が望ましい」と踏み込んだ記載となっているが，日本人の平均寿命は男性 80.9 歳，女性 87.1 歳，80 歳男性の平均余命は 8.9 年，80 歳女性 11.8 年，85 歳男性 6.2 年，85 歳女性 8.3 年（2016 年データ）と欧米を数年上回る超高齢社会であり，TAVI 生体弁の長期耐久性がまだ明らかでないことをふまえて検討することが必要であろう（TAVI 生体弁の耐久性については別項（p26）も参照）．当院（慶應義塾大学）では，①85 歳以上は TAVI が第一選択，②80 歳未満の高リスク例では TAVI，中等度リスク以下の例では SAVR，③80 歳以上 85 歳未満は，SAVR と TAVI の両選択肢を呈示のうえ，患者背景，frailty，TAVI の解剖学的リスク，患者希望を考慮し，ハートチームで合意を得た治療を行っている．

若年齢や低リスク例への適応拡大については，TAVI 弁の長期耐久性の成績が待たれる．

③ SAVR もしくは TAVI が望ましい要因

　SAVR と TAVI の治療選択にあたり，患者背景に対する外科手術リスクと TAVI の解剖学的リスクの 2 つの側面からの検討が必要である．ESC ガイドラインには，各々の治療選択が望ましい要因について明瞭にまとめられている（表1）．手術リスクスコアに反映されない要因である porcelain aorta，放射線照射歴は解剖学的観点として記載されているが，他に肝硬変，血液疾患，脳血管障害，リウマチ性疾患（免疫抑制薬の使用，皮膚結合織異常）などの内科疾患や，食道癌術後（食道再建後）も TAVI が外科治療より望ましい要因と考えられる．また呼吸（肺）機能低下例に対する局所麻酔下 TAVI のメリットも大きいと思われる．

　一方，TAVI のデメリットには弁輪周囲破裂，冠動脈閉塞，弁周囲逆流など TAVI 特有の合併症があり，弁輪や弁尖の高度石灰化，狭小大動脈基部形態，冠動脈低起始，二尖弁など解剖学的リスクの評価は重要である．デバイスの改良により，危険因子を有する例についても TAVI 治療の適応は拡大しているが，予測される結果を考慮してどちらが望ましいか検討することは必要である．

　合併弁膜症や，左室流出路閉塞に対する同時手術の必要性をエコーの所見から判断し，手術リスクについてもチーム内での議論を行うことは重要であろう．

文献
1) Smith CR, et al：Transcatheter versus surgical aortic-valve replacement in high-risk patients. N Engl J Med 2011；**364**：2187-2198
2) Deeb GM, et al：3-year outcomes in high-risk patients who underwent surgical or transcatheter aortic valve replacement. J Am Coll Cardiol 2016；**67**：2565-2574
3) Leon MB, et al：Transcatheter or Surgical Aortic-Valve Replacement in Intermediate Risk Patients. N Engl J Med 2016；**374**：1609-1620
4) Nishimura RA, et al：2017 AHA/ACC Focused Update of the 2014 AHA/ACC Guideline for the Management of Patients With Valvular Heart Disease. Circulation 2017；**135**：e1159-e1195
5) Baumgartner H, et al：2017 ESC/EACTS Guidelines for the management of valvular heart disease. Eur Heart J 2017；**38**：2739-2791

2 外科医から見た TAVI の適応

① 最近の治療成績から

　TAVI はまだ歴史の浅い治療であるが既に全世界で標準治療の一翼を担っている．欧米，特にドイツの例が顕著である．ドイツでは 2006 年に年間 78 例で TAVI が開始された．この数は，2015 年には 9813 例となり，大動脈弁治療の 46.7％を占めるまでに増加した[1]．たった 10 年で大動脈弁治療がドラスティックに変化したわけだが，次の 10 年の間に，TAVI はさらなる進化を遂げ，存在感を高めることは間違いない．

　日本においても 2013 年の保険適用以後普及が進み，2018 年 4 月時点で 138 の施設において TAVI が施行されている．諸外国の TAVI 開始当初は術後 30 日以内死亡が 6.4％[2]と，外科的大動脈弁置換術（SAVR）と比較すると TAVI はリスクの高い手技だったが，数年のうちに手術死亡率が低下し，PARTNER-2 trial（Sapien 3）[3]における術後 30 日以内死亡はハイリスクもしくは手術不能群（STS score＞8％）で 2.2％，中等度リスク群（STS score 4％から 8％）で 1.1％であった．日本における SAVR 術後 30 日以内死亡率 1.6％[4]と比較すると既に TAVI は SAVR と同等に安全な手技と言える．さらに，中等度リスク群に対する TAVI と SAVR の比較[5]において周術期だけでなく長期的にみても TAVI は SAVR より死亡率が低く，脳合併症も少なかった．さらに TAVI は大動脈弁有効弁口面積が大きく，腎機能障害や出血，心房細動発生率が少なかった．

　以上をふまえると，SAVR が不可能もしくはハイリスク患者のみ TAVI の適応とする，という本邦の現行ガイドライン[6]は TAVI の現状を反映しておらず，外科医が下した「SAVR 可能」という判断だけで TAVI を排除するのは患者に最善の医療を提供できていない可能性がある．

② SAVR を積極的に選択するべき患者像

　SAVR は「確実な」手術である．手術手技だけでなく，体外循環法や心筋保護法，大動脈弁縫着法も確立されており，生体弁の長期成績も明らかになっている．一方で，経皮的操作だけで行える TAVI と比較すると，手術侵襲は SAVR のほうが「確実に」高い．対して TAVI は進化したとはいえ，まだ「不確実な」側面が潜んでいる．人工弁を理想の位置に固定できない可能性がある．弁周囲逆流が多少なりとも発生する．TAVI 用生体弁の長期遠隔予後が不明である．TAVI 後の適切な抗凝固療法，抗血小板療法のプロトコールが確定しないなど，未知の点が多い．

　よって，手術リスクが低く（STS score 8％以下），SAVR の確実性を十分に享受できる患者では SAVR を選択するべきである．具体的には 70 歳代以下の年齢で手術リスクとなる併存疾患がない場合だが，今後この年齢基準は徐々に下がる可能性がある．

　また，併存する僧帽弁や三尖弁の病変，上行大動脈の拡大，心房細動などを一度に治療できない点も TAVI が持つ弱点の 1 つである．僧帽弁閉鎖不全や僧帽弁狭窄症があり僧帽弁への介入が必要な症例や三尖弁輪拡大がある症例，将来的に拡大の可能性がある症例などは SAVR を選択し，僧帽弁や三尖弁に対する手技を併施することを基本とするべきである．また上行大動脈拡大例について

20　　Ⅱ　TAVIの適応・スクリーニングを理解しよう（TAVIの基本を学ぶ）

もSAVRに上行大動脈置換，場合によっては大動脈基部置換を併施する必要がある場合がある．

　次に大動脈二尖弁の症例や，弁尖もしくは弁輪の高度石灰化により冠動脈閉塞や弁輪破裂が危惧される症例などはTAVIのリスクが高いとされるが，SAVRではこれらの条件は手術リスクを上げる要素とはならないので，まずはSAVRが施行可能かどうかを検討するのが望ましい．

③ SAVRを回避するべき患者像

　SAVRのリスク評価においてスコアに反映されにくいのが高度肝機能低下と上行大動脈の高度石灰化である．これらの症例はリスクスコアの結果以上にSAVRリスクが高い．肺機能の高度低下例や間質性肺炎例は局所麻酔によるTAVIのよい適応である．透析症例は日本ではTAVIの保険適用外とされているがSAVRのリスクが高い症例が多く本来はTAVIを選択すべき症例が多い．また狭小弁輪症例では少しでも大きな弁口面積を獲得する観点でTAVIのほうが有利であるし，弁輪拡大手技を追加してまでSAVRにこだわる必要はない．

　かつては腸骨動脈領域の狭窄病変などアクセス血管不良例は経大腿動脈アプローチによるTAVIに不適であるとされていたが，現在はデリバリーシースの改良などにより問題になる症例は劇的に少なくなった．また経心尖アプローチや経鎖骨下動脈アプローチ，経上行大動脈アプローチなどのalternative approachも充実しているため，アクセスの不良はTAVI回避の理由にはなりにくい．

　SAVRの確実性とTAVIの低侵襲性のどちらを優先するのか．患者1人1人の病態や全身状態，活動性，予想される予後などを厳密に検証し，適応を決定するべきである．もちろん，TAVIに関するチームの手技的レベルや周術期管理のレベルによっても治療手段の選択基準は異なってしかるべきである．

④ 理想的なハートチームの姿

　ハートチームによる議論，方針決定の重要性については既に広く認知されているが，その議論は高度な専門性を持つメンバーによる客観的評価結果に基づくべきである．imaging cardiologistによる心臓病変の評価，cardiovascular radiologistによる解剖評価および測定，physical therapistによるfrailtyの評価，cardiovascular anesthesiologistによる周術期リスクの評価などをベースに，最新のTAVIおよびSAVRの治療成績を正確に理解したうえで議論しなければならない．

　今後もTAVIのデバイス改良や手術手技の進化によりさらにTAVIの治療成績は向上し，TAVIの弱点である「不確実性」は多くが解決されるであろう．両者の治療成績次第で大動脈弁狭窄症治療手段の選択基準が経時的に変化し，その変化に柔軟に対応する能力を持ち合わせるハートチームだけがその時点での最高の治療を提供できる．詳細は次項を参照．

⑤ ハートチームにおける外科医の役割

　外科医の観点からみても大動脈弁だけに病変を有する大動脈弁治療の第一選択がSAVRではなくTAVIになる日が近いことは明白である．重要なのはTAVIで治療が完結できるかどうかを冷静に判断することである．今後外科医が果たすべき役割は，SAVR施行可能かどうかを判定することではなく，大動脈弁以外に修復すべき箇所はあるか，そして併施手術のリスクはどの程度か，についてハートチームに助言することであろう．外科医は今後もTAVIハートチームの重要なメンバーであり続ける．

文献

1) Beckmann A, et al：German Heart Surgery Report 2015：The Annual Updated Registry of the German Society for Thoracic and Cardiovascular Surgery. Thorac Cardiovasc Surg 2016；**64**：462-474

2) Leon MB, et al：Transcatheter aortic-valve implantation for aortic stenosis in patients who cannot undergo surgery. N Engl J Med 2010；**363**：1597-1607

3) Kodali S, et al：Early clinical and echocardiographic outcomes after SAPIEN 3 transcatheter aortic valve replacement in inoperable, high-risk and intermediate-risk patients with aortic stenosis. Eur Heart J 2016；**37**：2252-2262

4) Committee for Scientific Affairs TJAfTS, et al：Thoracic and cardiovascular surgery in Japan during 2014：Annual report by The Japanese Association for Thoracic Surgery. Gen Thorac Cardiovasc Surg 2016；**64**：665-697

5) Leon MB, et al：Transcatheter or surgical aortic-valve replacement in intermediate-risk patients. N Engl J Med 2016；**374**：1609-1620

6) 中西　敏ほか：先天性心疾患，心臓大血管の構造的疾患（structural heart disease）に対するカテーテル治療のガイドライン（2014 年版），日本循環器学会ほか，2015

3 | TAVIチームの組織

　TAVIを実施するにあたっては，ハートチームが非常に重要であることが報告されている．特に重症患者が対象となることが多く，適切な患者選択ならびに術後管理が患者の予後を左右すると言っても過言ではない．そのため多職種からなるハートチーム（multidisciplinary heart team）でのチームワークが意思決定において重要となってくる．以下ではハートチームの意味，メンバー，それぞれの役割などについて概説する．

① チーム医療とは

　近年，医学の領域では爆発的に情報量が増加している．この状況においては，情報を1人で持っているだけでなく情報を共有することも重要である．また，治療においては医師の医学的な知識だけではなく患者の社会性，さらには専門的なケアも必須である．医師だけでの医療が成り立たない現在，さまざまな専門領域のスペシャリストが集まって情報を共有し，それぞれの患者さんの状況や課題などもできるだけ周知した中で治療を実践してゆくことが，現代の医療において求められているといってよいであろう．

② なぜハートチームか

　現在先進国においては高齢化と相まって弁膜症疾患，特に大動脈弁狭窄症（AS）は増加の一途をたどっている．また，単に高齢化だけではなく非侵襲的検査（心エコーなど）の精度の上昇にもよるところも大きいと考えられる．外科的大動脈弁置換術（SAVR）に比べて低侵襲の治療法であるTAVIの出現によって，ASの治療選択の幅が広がり，以前には治療をした場合のリスクの高さのために治療を断念していた患者に対しても，治療を行うか否か，という議論も必要になってきた．

　AS治療において重要なポイントは，時期を逃さずに治療を施行することも挙げられる．治療時期を逃せば予後の悪化という最悪の結果が招来されるし，その反面無症候の患者に対しては治療のrisk-benefitを考える必要もあろう．

　このように診断技術の進歩，新たな治療法の開発などにより弁膜症治療がより広く施行可能となっている反面，患者のリスクならびに合併疾患，見込まれる予後など治療の適応を適切に考えるためのdecision-making tree（意思決定木）は複雑化してきている．患者に対する適切な診断，適切な治療時期がいつかを考え，適切な治療方法を選択する，このあたり前だが難しい問いに対して応えるために，多職種からなるハートチームという概念が登場してきた．

③ ハートチームの構成メンバー

　TAVIにおけるハートチームのメンバーは，海外における文献ではインターベンション医，心臓外科医，麻酔科医，イメージングスペシャリスト，一般循環器内科医（general cardiologist），老年内

科医（geriatric physician），リハビリテーション専門医，放射線科医，看護師が含まれているが，各施設のスタッフなどの条件から，それぞれの施設に適したチーム編成を行うことが重要となってくる．

本邦では一般的に TAVI を施行する施設においてはインターベンション医，心臓外科医，麻酔科医，イメージングスペシャリスト，手術室ならびにカテーテル室看護師，放射線科医，ICU スタッフ，リハビリテーションスタッフの参画が挙げられると思われる．

④ 議論すべき内容

各チームにおいて議論すべき内容は大きく分けて 2 点になる．
①正確な診断と AS の重症度判定
②適切な治療時期・適切な治療方法のディスカッション（ハートチームカンファレンス）
以下，これらについて解説する．

a. 正確な診断と AS の重症度判定

弁膜症治療のスタートは正確な診断を行うこと，評価を行うことが第一である．経胸壁心エコー，経食道心エコー，CT などの imaging modality を使用して行うことが重要である．その際，まずは外科治療であれ TAVI であれ，まず「重症度の点から弁膜症治療の適応があるか否か」を検討する．重症度から手術適応ありと判断されれば，どの治療法を選択するかが次の課題となる．また，ある患者の全身状態から弁置換などの根治ではなくバルーン拡張のみの姑息的治療とするか，もしく経過観察とするかなども検討する．

b. 適切な治療時期・適切な治療方法

TAVI が必要あるいは適応があると判断された場合には治療のストラテジーをチームで確認する必要がある．この際には multimodality imaging tool を使用して決定する．表 1 に各部位での必要な modality ならびに着目点を示した．これらの着目点は必ずしもすべての症例で問題となるわけではないが，カンファレンスにおいて個々の症例における手技成功と合併症の分かれ目となる部分も多いと考えられる．一般的には弁輪径，弁の石灰化の状態，Valsalva 洞の大きさならびに冠動脈の高さ，ST-junction の径を参照にして植込むべき弁の種類ならびに大きさが決定される．さらに末梢血管の大きさ，状態からアプローチサイトが決定されるであろう（詳細は実践の内容を解説した各項を参照されたい）．

c. カンファレンスに際して

これらの情報を統合したうえでの治療方針や治療における注意点をチームで共有し対策を考える．ハートチームカンファレンスにおいて最も重要な点は自由に発言できる雰囲気であると考えている．チームを取りまとめる人物は必要であるが，声の大きな 1 人が全体を左右するような状況ではなく，どの職種も「患者のために」忌憚のない意見を出し合えることが大切である．

なお，TAVI 治療開始時点ではストラテジーがほぼ固定されていること，さらに合併症に関しては十分な対処をシミュレーションしておくことが重要であり，チーム内での役割を徹底することが安全な TAVI を施行するために必要である．

表1　ハートチームで確認・議論すべき臨床情報

部位	modality	情報内容
1．大動脈周囲の情報 ・大動脈弁（弁葉数ほか） ・basal ring ・Valsalva 洞 ・弁葉 ・ST-junction の情報 ・冠動脈	MDCT	二尖あるいは三尖，弁と弁の癒着はどうか 弁輪面積，弁周囲長，弁輪径 Valsalva 洞径，石灰化の程度 弁の石灰化の程度，分布 長径と短径，石灰化の状態 閉塞のリスクはないか，動脈硬化の状態 弁の石灰化の状態や Valsalva 洞の広さも考慮
2．末梢血管の状態 ・下肢動脈 ・胸部大動脈 ・腹部大動脈	MDCT	最大径，最小径，大腿深動脈の分岐位置，穿刺部の石灰化の状態，蛇行 大動脈瘤の有無，解離の有無，蛇行の有無，プラークの状態 大動脈瘤の有無，蛇行や解離の有無，プラークの有無
3．心臓内の状態 ・僧帽弁 ・三尖弁 ・左室流出路 ・左室内腔	TTE/TEE	僧帽弁逆流の程度，MAC の状態 三尖弁逆流の程度 sigmoid septum，bulging の状態 左室内ワイヤーの選択

⑤ チーム医療の実践に必要なこととは何か

　チーム医療においては目的を同じくする集団が最適かつ最良の手段を用いて望みうる最高の結果を出すことが至上命題であると考える．集団を構成する個人がベストスキルを発揮すること，そしてそのためのスキルの取得が必要であり，そのスキルを向上させていく心がまえを持たなくてはならない．同時にチームの構成メンバーが互いを respect する気持ちを持たなければ，個人の集まりではあってもチームとしての機能を果たすことは不可能である．

　"one for all" はチームメンバーが集団のために個々の力を発揮することであるが，"all for one" は 1 人のため，という意味ではなく「1 つの目的のため」である．ハートチームは，共通の目標に向かって進めていくことができるよう，日常の活動を大切にしたい．

コラム　低〜中等度リスク症例に対する TAVI

　現時点（2018年5月）で，TAVI の適応患者は，外科的大動脈弁置換術（SAVR）ハイリスクまたは施行困難な大動脈弁狭窄症（AS）患者と考えられている．デバイスの進歩に伴う安全性向上と普及に伴い，近年外科手術リスクが中等度の症例を対象にした研究が米国より報告されている[1,2]．

　代表的なものとして SAVR リスクが中等度と判断された 2032 例の AS 患者に対して，バルーン拡張型生体弁である Sapien XT を使用した TAVI と SAVR の治療成績を比較した無作為ランダム化試である PARTNER-2A trial があり，この試験で TAVI の SAVR に対する術後2年の全死亡と後遺症を残す脳梗塞発症率において非劣勢が証明された[1]．さらに，経大腿動脈アプローチ（TF）に限定すると，死亡率，または後遺症を残すような脳梗塞の頻度に関しては，統計学的有意差をもって，TAVI のほうが有利であったということを報告している．また，次世代タイプのバルーン拡張型生体弁である，Sapien 3 を使用した外科手術リスクが中等度と判断された 1077 例の大動脈弁狭窄症患者を対象にした成績も同時期に発表された[2]．同研究では，1年時点での総死亡率，脳梗塞の複合エンドポイントにおいて，TAVI 治療が，統計学的有意差をもって，SAVR に比較して良好な成績であると結論づけており，TAVI 治療は，外科手術中等度リスクの症例に対する SAVR の代替治療となりうる可能性を示した．この臨床結果によりヨーロッパ，アメリカでは中等度リスクの AS 患者に対する TAVI の治療適応が Class Ⅱa に，ハイリスク AS 患者に対する TAVI は Class Ⅰ に更新された[4,5]．さらに現在，外科手術低リスク症例に対する TAVI と SAVR の比較試験である PARTNER-3 が進行中であり，同研究の結果が報告された際には，さらに TAVI 治療の適応拡大が進む可能性を含んでいる．

　今後の流れとしては，低〜中等度リスク患者の解釈として，対象患者の若年化を慎重に判断する必要がある．若年者に対する TAVI の問題点として TAVI 生体弁の長期耐久性に関する情報が欠如していることが指摘される（詳細は p26 参照）．現時点では，第一世代バルーン拡張型 TAVI 弁である Sapien 留置後5年の臨床成績が報告されているが，今後さらなる適応拡大のためには長期間にわたるデータの蓄積が求められる[3]．10〜15年後に再度 AS やその他心臓疾患に対する手術，インターベンション治療のリスクや可否を考慮すると現在の外科生体弁と比較して TAVI 弁はどのようなメリット，デメリットがあるかを深く検討する必要がある．

文献
1) Leon MB, et al：PARTNER 2 Investigators：Transcatheter or surgical aortic-valve replacement in intermediaterisk patients. N Engl J Med 2016；**374**：1609-1620
2) Thourani VH, et al：Transcatheter aortic valve replacement versus surgical valve replacement in intermediate-risk patients：a propensity score analysis. Lancet 2016；**387**：2218-2225
3) Daubert MA, et al：Long-term valve performance of TAVR and SAVR：A report from the PARTNER I Trial. JACC Cardiovasc Imaging 2017；**10**：15-25
4) Nishimura RA, et al：2017 AHA/ACC focused update of the 2014 AHA/ACC Guideline for the management of patients with valvular heart disease：a report of the American College of Cardiology/American Heart Association Task Force on Clinical Practice Guidelines. Circulation 2017；**135**：e1159-e1195
5) Falk V, et al：2017 ESC/EACTS Guidelines for the management of valvular heart disease.Eur J Cardiiothorac Surg 2017；**52**：616-664

コラム　TAVI弁の耐久性（durability）

外科的大動脈弁置換術（SAVR）より低侵襲である TAVI は，今後中等度リスク患者への適応拡大が期待され，高齢化の進む日本においてさらに普及していくと思われる.

一方，適応拡大を検討する場合，デバイスの耐久性（durability）について考えなくてはならない．TAVI 弁の durability について，これまでにいくつかの報告がある．Daubert らは，治療後5年の時点において Sapien 弁と SAVR 弁に弁機能に差がないことを報告した[1]．しかし，旧世代の Sapien 弁を留置された患者を5年以降追跡すると，中等度以上の弁逆流または平均圧較差20 mmHg 以上を弁変性と定義した場合，8年で約50%に弁変性が生じていた[2]．一方で重度狭窄・高度逆流もしくは再治療といった SAVR 弁の構造的劣化と同等基準で評価したところ，8年後でも84.6%のイベント回避率が得られており，SAVR 弁と遜色ない結果も報告されている[3]．

最近になり弁機能不全の定義が新しく提唱され[4]，その基準に沿った TAVI 弁の durability が報告されている．Deutsch らは第一世代のデバイスである CoreValve と Sapien の durability を調べたところ，7年で14.9%の弁変性が出現し，Core-Valve に比べ Sapien のほうで発生率が高かった（11.8% vs 22.6%, $p<0.01$）と報告した[5]．一方 Eltchaninoff らは，バルーン拡張型 TAVI 弁（Sapien XT まで）について，first in man 症例から連続378症例について durability を検討したところ，8年後の弁機能不全発生率は3.2%と非常に低い値であった[6]．

しかし，こうした報告だけで一定の耐久性が担保されたと考えてよいだろうか．SAVR 弁においては，短期成績がよくても10年経過すると急に劣化する弁がかつて存在し[7]，短期成績から長期耐久性は推定できないため，すべての生体弁について長期の追跡調査を行うことが必要とされている．TAVI 弁では血管合併症を減少させるため down sizing が図られており，より薄い弁尖材料が選択されることから（Sapien 弁：〜0.25 mm, SAVR 弁：〜0.4 mm）[8]，耐久性に劣る可能性がある．また TAVI 弁のクリンプ作業についても，現在のところ臨床的に問題となっていないが，長

期的に影響してくるかは不明である[9]．

そのほか，TAVI では SAVR とは以下の点で異なっている.

- 弁をバルーンにて圧着
- 留置弁が正円にならない可能性がある
- 流出路に対する同軸性が得られにくい
- PVL 発生率が高い
- Evolut R においては生体弁として初めてブタ心膜が使用されている

以上のような点から，TAVI 弁は SAVR 弁以上に注意しながら長期追跡調査が必須と考えられる.

これまでの治療対象は超高齢・手術不能または高リスク患者であり，また TAVI が普及し始めたのは CE マーク取得後（2007）および FAD 承認後（2011）であることから，10年以上の長期成績の報告は乏しい．これから検討されるであろう長期成績の報告に期待したい.

また，中等度リスク患者へ適応拡大が予想され，さらに PARTNER-3 trial, NOTION-2 trial といった低リスク患者を対象とした臨床試験も始まっており，今後若年者も対象に長期的な耐久性を検討していく必要がある．TAVI 弁の耐久性が明らかになれば，重症 AS に対する first choice が TAVI になる可能性もあるかもしれない.

文献

1) Daubert MA, et al：Long-term valve performance of TAVR and SAVR：A report from the PARTNER I Trial. JACC Cardiovasc Imaging 2017；**10**：15-25
2) Dvir D：First look at long-term durability of transcatheter heart valves：Assessment of valve function up to 10-years after implantation. Euro PCR 2016；2016 May 17-20；Paris
3) Webb J, et al：Ten Year Follow-Up of TAVI from Vancouver. Paper presented at：Transcatheter Valve Therapies（TVT2016）；2016 June 16-18；Chicago, IL.
4) Capodanno D, et al：Standardized definitions of structural deterioration and valve failure in assessing long-term durability of transcatheter and surgical aortic bioprosthetic valves：a consensus statement from the EAPCI endorsed by the

ESC and EACTS. Eur Heart J 2017；**38**：3382-3390
5) Deutsch MA, et al：Beyond the 5-year horizon-long-term outcome of high-risk and inoperable patients undergoing TAVR with first-generation devices. EuroIntervention 2018；**14**：41-49
6) Eltchaninoff H, et al：Assessment of structural valve deterioration of transcatheter aortic bioprosthetic balloon-expandable valves using the new European consensus definition. EuroIntervention 2018；**14**：264-271
7) David TE, et al：Aortic valve replacement with Toronto SPV bioprosthesis：optimal patient survival but suboptimal valve durability J. Thorac Cardiovasc Surg 2008；**135**：19-24
8) Martin C, et al：Comparison of transcatheter aortic valve and surgical bioprosthetic valve durability：a fatigue simulation study. J Biomech 2015；**48**：3026-3034
9) Thubrikar MJ, et al：Role of mechanical stress in calcification of aortic bioprosthetic valves. J Thorac Cardiovasc Surg 1983；**86**：115-125

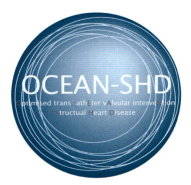

B

TAVI 成功のための スクリーニング

1 総論：何を評価するのか

　本項ではまず，術前検査項目一覧（**表 1**）とその必要性を概説し，次に術前 CT 検査に関して概説する．術前エコー・CT 検査の各項目の詳細に関しては各論を参照いただきたい．

① 術前に行う検査と評価項目

　TAVI の成功の可否は術前の準備が半分以上占めていると言っても過言ではない．あらゆる面から患者を把握し，術中・術後に起こりうることすべてを可能な限り予測することが肝要である．

表 1　TAVI の術前検査と評価項目

・心エコー
　AS 重症度，左室収縮力，左室径，肺高血圧症の有無，僧帽弁疾患など
・血液検査
　腎機能，貧血・出血リスク，心不全の重症度（BNP）など
・胸部 X 線
　心拡大，うっ血，胸水，肺疾患など
・心電図
　心房細動の有無，術後ブロックのリスクなど
・ABI
　下肢血管病変
・呼吸機能検査
　拘束性障害，閉塞性障害，麻酔の方法など
・頸動脈エコー
　脳梗塞リスク評価
・頭部 MRI/MRA
　脳梗塞リスク評価
・冠動脈造影検査
　冠動脈狭窄
・フレイル
　予後層別推定
・CT
　手術計画全般（詳細は本文解説参照）

a. 心エコー

大動脈弁狭窄症（AS）の重症度の判定，左室収縮力，左室径を評価する．狭小左室では手技が難しくなる．また，左室内狭窄がある場合にはASの解除で術後増悪する可能性がある．さらに，肺高血圧症の有無，僧帽弁疾患の合併の有無も確認が必要である．僧帽弁狭窄症はASの解除で術後増悪する可能性がある．僧帽弁逆流症は逆流のetiology評価，AS解除での改善予測を行い，TAVIのみでいいのか，外科的両弁置換術（DVR）が必要なのかを検討する必要がある．

以上のように，さまざまな評価が必要である．

b. 血液検査

腎機能について，TAVI中の造影剤使用に関わるため造影剤腎症リスクの判断として評価する．腎障害のある患者ではTAVI術後の予後も悪いため，術前からリスクの層別化が必要である[1]．なお，透析患者のTAVI保険適用は現時点（2018年6月）ではない．

術前に出血合併症を除外する．エビデンスは不十分ではあるが，TAVI人工弁に抗血栓薬を使用することが一般的である．またTAVI手技に関連して，Hbは1～2g/dL程度低下することがある．最低でも術前は8g/dL以上を担保したい．

BNPは心不全の重症度の客観的な評価指標である．ただし，肥大心・腎障害では心不全のみを反映しないこともある．心不全の程度が悪いほど，特に肺高血圧を合併している症例は予後が悪いとの報告もある[2]．BNP高値例は，術中の血行動態破綻に留意する必要がある．また，心臓以外の合併する疾患（たとえば，肝硬変，血液疾患など）に特異的な項目にも目を向ける必要がある．

c. 胸部X線・心電図・ABI

胸部X線は，心拡大・うっ血や胸水・肺疾患の評価，心電図は心房細動の有無・術後のブロックのリスク評価（完全右脚ブロック（CRBBB）では完全房室ブロック（CAVB）のリスクが高い[3]）に使用する．ABI低下例では下肢動脈の狭窄・閉塞病変が疑われるため注意する必要がある．

d. 呼吸機能検査

拘束性障害，閉塞性障害の有無に加え，一般的に1秒量が1.0L以下では困難となりうるので，1秒量が低下した症例では局所麻酔下でのTAVIも検討したほうがよい．ただし，心不全コントロールが悪い状態での呼吸機能検査は症例ごとに検討すべきである．「患者背景」（p34も参照）．

e. 頸動脈エコー・頭部MRI/MRA検査

術中・術後の脳梗塞のリスク評価のために行う．

f. 術前の冠動脈造影検査

冠動脈狭窄の確認を行う．ただし，術前の冠動脈狭窄をどの程度治療するかはエビデンスが確立していない．TAVIが考慮される患者では特にPCIによる抗血小板薬追加の出血合併症リスクを考慮する必要がある．

冠動脈入口部病変はステントが大動脈側に突き出ると，カテーテル人工弁と干渉しうるので要注意である．右冠動脈入口部のステント治療は再狭窄のリスクも考慮しなければならない．

当院（慶應義塾大学）では，各症例の冠動脈狭窄の程度・PCI難易度・PCIの予測合併症率・心機能・残存する狭窄部位や数などにより異なるが，左主幹部～左前下行枝の近位部の有意狭窄病変

は術前にPCIを行い，それ以外は積極的な介入は避ける方針としている．左主幹部～左前下行枝の近位部の有意狭窄病変はバルーン拡張型カテーテル人工弁の留置の際のrapid pacingに耐えられない可能性がある．

g. フレイルの評価

　TAVIが日常臨床で行われるようになり，注目を浴びている概念が「フレイル（frailty，虚弱度）」である．このフレイルは，一般的な手術リスクスコア以上にTAVI後の予後層別推定に有効という報告も出ている[4,5]．あまりにフレイルが高い患者はTAVIをしてもその恩恵を受けられない可能性があり，各施設のハートチームで適応をよく判断しなくてはいけない．同様に，認知機能も予後に影響する報告が最近出始めており，合わせてハートチームで十分に議論されるべきである．

② 術前CT検査

a. 術前CT検査の全体像

　TAVI治療においては，CT情報は必要不可欠である．造影剤腎症や透析導入のリスクがない限り全例で施行する．術前CT検査は術前検査全体の中でも非常に大きなウエイトを占めている．術前CT検査では，大動脈弁複合体の評価のみならず，デバイスの通過する大動脈～大腿動脈の評価も行う．さらには心臓外病変，特に肺疾患の有無，未確認の偶発腫瘍を見落とさないことが重要である．そのため放射線科との連携は必須である．

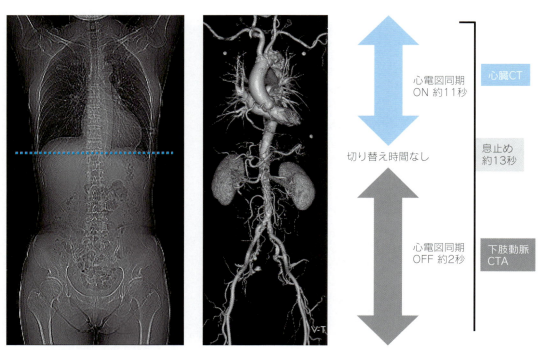

図1　TAVI専用のCT撮像プロトコール

b. CT撮像プロトコール

　当院ではTAVI開始前から放射線科医師・技師と密に連携を取り，TAVI専用のプロトコールを試行錯誤しながら作成した（図1）．プロトコールはCT装置にも依存するため，一番重要なことは，各施設における放射線科医師・技師と連携である．当院では，心臓CTを撮像した後に，連続して，体幹部CTAを撮像する．最大のメリットは，一度に心臓CTと体幹部CTAを撮像できることで，造影剤の使用を1回に抑えられることである．

c. 注意すべき事項：CT解析の精度

　弁輪部のCT評価・再構成はある程度の習熟期間を要する．計測者間・計測者内の誤差を小さくする必要があり，具体的には，弁輪面積では30〜40 mm²，面積から算出した平均弁輪径では1 mm以上の誤差があれば，注意が必要である．

d. CT検査で陥りやすいミスの原因：過信するのは危険

　ある程度再構成に慣れてきたら，次はCTの限界を理解することが重要である．CT情報は非常に重要であるが，①CTの質自体が悪い，②石灰化によるハレーション，③ボーダーラインサイズの弁輪などの要因で評価に問題がある場合にCTを過信すると，誤った治療選択に陥ることがある．以下でこの3点について問題と対処方法を解説する．

e. CTの質自体が悪い場合について

　画像が「ブレ」ていて弁輪の評価ができないという場合である．これには大きく2つの要素がある．①呼吸調整（息止め）が悪い，②心臓自体が動いている，ことによる画像データの質の低下である．①は，患者への呼吸調整の指示がうまくいかなかった場合（説明不足または患者の理解度の問題）と心不全が強く呼吸調整ができない場合である．②は心臓が動いている場合（頻脈，心房細動など）である．TAVI用の弁輪評価は収縮期（Rの開始からRR 20〜40％程度）で評価することが多いため，冠動脈CTよりも画像がブレやすい（冠動脈CTでは拡張期：RR 75％程度）．

　対処方法としては，以下の大きく5つである．

1）再度CTを撮像する

　呼吸調整に問題があるとすれば，きれいな像が得られる可能性がある．「呼吸調整が問題」であるかの判断は，実は弁輪部の肺野を見ると大まかに判定できる．弁輪部と肺野がともにブレていれば，呼吸による画像のブレの可能性が高い．逆に弁輪部がブレているのに肺野がブレていなければ，これは「心臓の動き」が問題であり，頻脈や心房細動などが原因で，呼吸調整をして再検査しても意味がない可能性がある．重症ASでは徐脈薬が使用しにくく，この場合には再検査を無理に行うのは得策でない．

2）経食道心エコー（TEE）で評価する

　術前検査のTEEをルーチンに行うかどうかは施設によって異なると思われる．当院では侵襲性も考え，基本的には行っていない．CTの信頼性が低い場合は，TEEを行い，弁輪部データの補完を行う．

3）拡張期データを採用する

　収縮期に比べ拡張期のほうが弁輪は小さくなることが多いが，拡張期データのほうが質がよいことが多いので，拡張期を計測することで目安にできる．

4）ブレによる誤差範囲を想定して，人工弁の種類・サイズ・留置方法を考える

もし画像がブレていても計測者間での誤差が小さく，石灰化の程度などが十分に把握でき，弁輪破裂や冠動脈閉塞のリスクが高くない場合は，人工弁の種類・サイズ・留置方法が計測者間で一致するのであれば，そのまま手技に向かうことはできる．ただ，この対応はかなり経験を積んだ施設のみで行うべきである．

5）バルーン大動脈弁形成術（BAV）と同時造影でのバルーンサイジングを行う

BAV での acute AR・弁輪破裂のリスクや評価の精度の限界もあるため，この対応も経験を積んだ施設で検討されるべきである（p75 参照）．

f. 石灰化によるハレーションで評価ができない場合について

石灰化が非常に強い症例は，ハレーションが強く出てしまい，評価困難になることがある．特に弁輪部に石灰化があると，どこをトレースするか悩ましいケースがある．当院では石灰化の中央をトレースするようにしている．

g. ボーダーラインサイズの弁輪の場合

ボーダーラインサイズの弁輪に限った話ではないが，実際の計測値のみならず，弁輪周囲の構造，特に弁尖の石灰化の程度・弁輪部の石灰化の有無や程度・Valsalva 洞や ST-junction の大きさを合わせた評価が必要である．

文献
1）Yamamoto M, et al：Prognostic value of chronic kidney disease after transcatheter aortic valve implantation. J Am Coll Cardiol 2013；**62**：869-877
2）Luçon A, et al：Prognostic implications of pulmonary hypertension in patients with severe aortic stenosis undergoing transcatheter aortic valve implantation：study from the FRANCE 2 Registry. Circ Cardiovasc Interv 2014；**7**：240-247
3）Watanabe Y, et al：Pre-existing right bundle branch block increases risk for death after transcatheter aortic valve replacement with a balloon-expandable valve. JACC Cardiovasc Interv 2016；**9**：2210-2216
4）Shimura T, et al：OCEAN-TAVI Investigators：Impact of the clinical frailty scale on outcomes after transcatheter aortic valve replacement. Circulation 2017；**135**：2013-2024
5）Kano S, et al：Gait speed can predict advanced clinical outcomes in patients who undergo transcatheter aortic valve replacement：insights from a Japanese multicenter registry. Circ Cardiovasc Interv 2017；**10**（9）pii：e005088. doi：10.1161/CIRCINTERVENTIONS. 117.005088.

コラム　TAVI 後の非心臓手術のマネージメント

TAVI は心臓手術のハイリスク患者，高齢の患者に対する低侵襲手術として始まったことから，必然的に TAVI 患者はさまざまな併存疾患を有している．癌，骨折，その他の疾患の術前に大動脈弁狭窄症（AS）が見つかったため TAVI を先に受けることもしばしば起こりうる．OCEAN-TAVI registry を見ると，2013 年から 2015 年の間に日本で TAVI を施行された 749 例のうち 47 名（6%）に活動性の悪性腫瘍が認められており[1]，TAVI 後の非心臓手術はまれなことではない．また，TAVI の数ヵ月〜数年後に癌，骨折，その他の疾患を発症し，手術が必要になる症例も少なくない．

これらの状況に対して確立されたエビデンスはないため，本コラムでは当院（帝京大学）で行っているマネージメントと考え方を述べる．

一般的な注意事項

まず TAVI 後の非心臓手術前には，一般的な外科的大動脈弁置換術の術後と同様に心不全症状の有無を評価し，心電図，X 線写真，採血，心臓超音波検査を行い，運動耐容能や心機能の評価を行う．心臓超音波検査においては人工弁狭窄や逆流による弁機能不全を評価する．Valve Academic Research Consortium（VARC）-2 の定義によると，人工弁の mean gradient＞20 mmHg の場合，もしくは有効弁口面積＜0.9〜1.1 cm^2 の場合には doppler velocity index（DVI）を評価し，DVI＜0.35 であれば人工弁機能不全の疑いを持ち，慎重に評価する必要がある[2]．

また基本的には高齢でハイリスクな患者群であるため，TAVI 後で AS が解除されていたとしても虚血心，僧帽弁や三尖弁疾患，拡張障害，paradoxical low-flow といった心不全の危険因子が潜んでいる可能性が高いため，ACE-I/ARB や β 遮断薬，スタチンといった基本的な内服薬の調整が必要と考える．

抗血小板薬，抗菌薬

TAVI 後の抗血小板療法は，AHA/ACC ガイドライン（2014）に準じた場合には 3〜6 ヵ月のアスピリンとクロピドグレルによる 2 剤併用療法，その後はアスピリン単剤療法が標準的である．抗血小板療法は生体弁の血栓弁の予防を目的としているが血栓弁自体の発生頻度は低く，また抗血小板療法の組み合わせや期間についてのエビデンスは不十分である（p183 も参照）．当院では TAVI から数ヵ月以上経過した後に手術を行う場合，心房細動や僧帽弁位の機械弁，血栓症既往といったハイリスク患者でない限り，ヘパリン置換は行わずに抗血小板薬を中止して手術をしている．しかし，TAVI から 1 ヵ月以内といった早期に準緊急的に非心臓手術を行う場合，明確な基準やエビデンスはないためハートチームで検討のうえでヘパリン置換を選択する場合もある．

術中および術後には人工弁感染性心内膜炎を予防するため適切な抗菌薬の投与が必要となる．

今までは AS を合併しているために治療を断念していた患者達が TAVI を施行して治療を受けるという機会が増えている．循環器内科医は今までにも増して細やかなケアが求められる時代になっている．

文献
1) Watanabe Y, et al：Comparison of results of transcatheter aortic valve implantation in patients with versus without active cancer. Am J Cardiol 2016；**118**：572-577
2) Kappetein AP, et al：Updated standardized endpoint definitions for transcatheter aortic valve implantation：The Valve Academic Research Consortium-2 consensus document. J Thorac Cardiovasc Surg 2013；**145**：6-23

2 患者背景

TAVIの適応となる患者は手術ハイリスクの要因を持っているが，本項では①超高齢者，②呼吸機能低下，③脳血管障害，④悪性疾患，⑤高度腎機能障害，⑥冠動脈疾患について，スクリーニングに際しての留意点を解説する

① 超高齢者

厚生労働省のホームページに「平均寿命の国際比較」と題したデータが掲載されている．これによると，日本人の平均寿命は男性80.98歳，女性87.14歳であり，韓国（男性79.0歳，女性85.2歳），中国（男性73.64歳，女性79.43歳），アメリカ（男性76.4歳，女性81.2歳），イギリス（男性79.09歳，女性82.82歳），ロシア（男性65.29歳，女性76.47歳）などと比較しても長寿の国であることは間違いない．

TAVIに限らず，超高齢者に対する積極的な侵襲的治療は議論のあるところである．高齢者であることや認知症があることは，外科的大動脈弁置換術（SAVR）ではなくTAVIを選択する理由であるが，そもそも何もインターベンションを加えず，経過観察でよいのではないかという意見もあるだろう．TAVIを含めたすべての侵襲的治療（精査も含めて）と保存的加療の間の明確なカットオフは存在せず，患者やその家族の希望，フレイル（frailty）の程度，キーパーソンとなる家族のサポートの程度，さらには担当医の高齢者医療に対する考えなどにより症例ごとに総合的に判断されていると思われる．

実際当院（新東京病院）でも，あまりに認知症がひどく，検査，治療への理解が得られない場合には，もちろんその状況をキーパーソンに十分に説明したうえで保存的にみている．TAVI後の認知機能の改善については，この領域の話題の1つであるが[1]，今後さらなる議論が必要であろう．筆者らが参加するOCEAN-TAVI registryのデータからは，90歳以上の患者群においてはむしろそれ以下の年齢の患者群よりも予後が良好であることが示されている[2]．もちろんこれには選択バイアスがあるだろうが，たとえ90歳以上であっても適切に選択された患者群であれば，TAVIの恩恵を得ることができると言えよう．

② 呼吸機能低下

TAVI前に必要な呼吸機能評価は，CTおよび呼吸機能検査（スパイロメトリー），血液ガス分析である．周術期リスクスコアとして頻用されているSTS scoreを計算するためには，慢性肺疾患について重症度分類する必要があり，これは基本的に1秒率，呼吸器治療薬の有無，室内気におけるPCO_2値に基づいている．

当院ではスパイロメトリー検査そのものにより血行動態が悪化するリスク，および高齢でフレイルな患者における検査結果の信頼性が低いことを考慮し，本検査をルーチンとはしておらず，CTによる肺野の評価のみとすることが多い．STS scoreになじみのない読者もいるかもしれないが，

"chronic lung disease" に対する選択肢には，"Mild"，"Moderate"，"Severe"，"No" の他に，"Lung disease documented, severity unknown" と "Unknown" が準備されている．呼吸機能が悪いことは，SAVR ではなく TAVI を選択する一因となるのみならず，TAVI 時に気管挿管して人工呼吸管理＋全身麻酔ではなく鎮静＋局所麻酔を選択する理由となる．

　現在海外の最先端施設では局所麻酔下（±鎮静）の経大腿動脈アプローチによる TAVI が主流であり[3]，当院でも現在これを呼吸機能にかかわらずルーチンとしており，経食道心エコーで何か特別に観察したいポイントがある症例でのみ全身麻酔を行っている．OCEAN-TAVI registry から，TAVI 後の急性呼吸不全発症は予後不良因子であると報告しており[4]，また元々 COPD を合併する症例においても TAVI を行っても予後が不良という報告もあり[5]，重症の呼吸機能低下例においては TAVI 後も適切な薬物療法などを行いながら，注意深く経過観察する必要がある．

③ 脳血管障害

　呼吸機能低下と同様に脳血管障害の有無も，人工心肺を用いた SAVR ではなく，心拍動下の TAVI を選択する理由となる．STS score を計算する際にも，"cerebrovasular disease" に "Yes"，"No"，"Unknown" の選択肢が設けられている．脳梗塞，TIA，脳出血の既往などを把握することは，抗血栓薬レジメンの決定にも重要であろうが，術者が気になるのは頸動脈，椎骨動脈の狭窄の有無であろう．

　当院では当初は頸動脈エコーや頭頸部 MRA を積極的に行っていたが，最近はルーチンでは施行していない．これは術者の技術の向上やデバイスの進化により極めて短時間で手技を終えることができるためである．実際最近，TAVI 前のスクリーニング目的の頸動脈ドプラは不要であるという興味深い報告がなされたが[6]，確かにそのとおりかもしれない．もちろん頸動脈に狭窄があるような患者は他にも併存疾患があり，リスクが高い印象はあるが，特に経大腿動脈アプローチの TAVI は PCI に近くなっており，今後術前検査の簡素化が進むかもしれない．

　バルーン拡張型人工弁である Edwards Lifesciences 社の Sapien XT が Sapien 3 に進化し，前拡張をスキップする症例も増えており，つまりはトータルの rapid pacing 時間（＝血圧を意図的に下げる時間）も短くなっている．また自己拡張型人工弁である Medtronic 社の CoreValve/Evolut R を留置する際には rapid pacing は不要である．

④ 悪性疾患

　悪性疾患を有する患者については，術前に TAVI 適応について十分に議論を尽くす必要がある．まずは悪性疾患そのものによる予後を専門医に確認する必要があり，少なくとも 1 年以上の余命が見込まれる症例において TAVI は検討される．重症 AS が存在するために，悪性腫瘍に対する外科的手術や大量の補液を要する化学療法が躊躇されている症例もあり，TAVI により ADL を損なうことなく AS を解除し，腫瘍の増大や転移が進む前に速やかに治療を行うのは理にかなっている．

　また AHA/ACC のガイドラインでは TAVI 後半年間の抗血小板薬 2 剤併用療法が推奨されているが[7]，アスピリン単剤のほうが出血性イベントを減らしながらも心筋梗塞や脳梗塞リスクを増加させないという最近の報告もある[8]．悪性疾患を有する症例については出血性合併症リスクを症例ごとに検討し，必要あれば 1 剤でも許容されると考えられる．OCEAN-TAVI registry のデータから，担癌患者と非担癌患者において TAVI 後 30 日生存率は統計学的有意差がないことが示されている[9]．もちろん今後長期予後についての追加検討が必要である．

⑤ 高度腎機能障害

　以前は大動脈弁輪のサイジングについて，3D経食道心エコーとMDCTのいずれがよいかの議論がなされてきたが，現在はCTのほうがより有用であると考えられており[10]，日本国内の施設でもルーチンで施行されていると思われる．もちろん心臓だけでなく全身のスクリーニング目的でもCTは有用である．ただしTAVIの適応となるようなハイリスク患者はそもそも慢性腎不全を合併していることが多く，造影剤使用は基本的に最小限にしたい状況でもある．OCEAN-TAVI registryから，中等度以上の腎不全（eGFR：45 mL/min/1.73 m^{2}未満）を合併する患者のTAVI後1年までの予後は不良であると報告しており[11]，我々は心臓のみならず，腎機能についても注意しておく必要がある．実際，当院では造影CTで得られる情報（メリット）はデメリットを上回ると考え，患者本人とその家族に十分に説明したうえで検査を施行している．

　各施設のCT機種や撮影プロトコールにより異なるであろうが，当院ではSiemens社のSOMATOM Definition AS＋を用いて，たとえば体重40 kgの患者では61 mL，体重50 kgの患者では74 mLの造影剤を使用して，心電図同期にて心臓部分，非心電図同期にて胸部から骨盤腔まで撮影している．CrやGFRによる明確なカットオフ値は設けていないが，極力造影剤使用を控えたい場合には心臓のみ心電図同期でCT撮影し，残りは単純CTや単純MRAにて評価することもある．以下，症例をもとに解説する．

ケーススタディ

　80歳，女性，STS PROM 9.3％，左腎萎縮あり高度腎機能低下（Cr 2.97 mg/dL，eGFR 12 mL/min/1.73 m^2）を認めた．

　心エコー図検査にてAVA 0.6 cm^2，平均AVPG 52 mmHg，LVEF 71％，mild ARであった．ABIは両側1.0以上で，両側大腿動脈の触知は良好であった．

　心臓部分は造影剤30 mLにて心電図同期撮影を行い，型どおり，大動脈弁輪（周囲長63.0 mm，面積395 mm^2，図1），Valsalva洞，ST-junction，上行大動脈，左室流出路（LVOT），冠動脈高さ等を評価し，perpendicular viewを確認した．さらに，大動脈弁輪から僧帽弁に連続する高度石灰化（図2），および右冠動脈の起始異常（左冠動脈洞起始，図3）を診断することができた．

　腹部大動脈から大腿動脈にかけてはPhilips社のAchieva 1.5 Tを用いて，単純MRAを施行した．time of flight法では右外腸骨動脈に高度狭窄の疑いであったが（図4青矢印），balanced turbo field echo法にて同部位に狭窄は存在せずアーチファクトであることを確認した（図5矢印）．同MRAにて両側総腸骨動脈〜大腿動脈の最小血管径は7.0 mm程度と十分であること，また腹部大動脈に高度屈曲があることを確認した（図4白矢印）．

　この症例では，前述のようにLVOTに高度石灰化を認めたため，自己拡張型人工弁を選択した．穿刺法による左大腿動脈アプローチにて（18 Frシース），16 mmバルーンで前拡張後にMedtronic社のCore-Valve 26 mmの植込みに成功した．

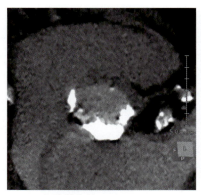

図1 大動脈弁輪のCT

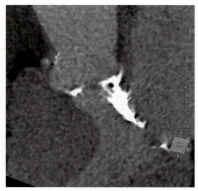

図2 大動脈弁輪から僧帽弁にかけての部位

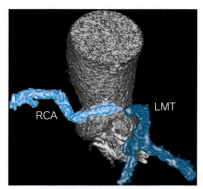

図3 右冠動脈が左冠動脈洞から起始
RCA：右冠動脈，LMT：左主幹部

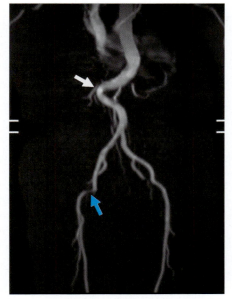

図4 腹部大動脈～大腿動脈のMRA（TOF法）
青矢印：右外腸骨動脈，白矢印：腹部大動脈の高度屈曲

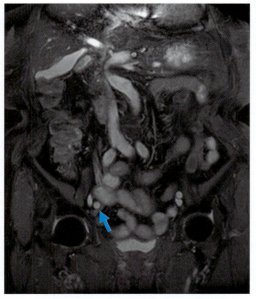

図5 腹部大動脈～大腿動脈のMRA（BTFE法）

造影剤腎症の予防のためには検査前後の十分な生理食塩水や重炭酸水素ナトリウム液の輸液が推奨されている[12]．ただし，既に心不全を発症し，全身状態の悪い不安定な重症 AS の患者に輸液負荷を行いかつ造影剤を投与するのは，心不全増悪のリスクから慎重な検討が必要である．どの程度，造影検査前に生理食塩水を負荷するかは症例ごとに決めているのが現状である．

⑥ 冠動脈疾患

　TAVI 前の精査で，40〜75％の症例において冠動脈有意狭窄が認められると報告されている[13]．TAVI 前の冠動脈造影は，造影 CT で明らかな冠動脈狭窄を認めない場合にはスキップすることが可能である．ただし TAVI を検討するような患者は高齢であり，糖尿病等の合併により冠動脈石灰化のために CT での狭窄度判定が困難な場合もある．もし腎機能低下症例で冠動脈造影が必要な場合には，当院では必ず biplane 装置を用いて，右冠動脈を 1 ショット，左冠動脈を 1 もしくは 2 ショットのみ撮影し，造影剤使用は最小限にとどめている．そもそも TAVI 前の冠動脈血行再建の必要性については議論のあるところであり[14]，少なくとも左主幹部や左前下行枝近位部などクリティカルなセグメントに高度狭窄がないことを確認できればよいとも考えられる．すでに「3　脳血管障害」でも述べたが，現在の新世代人工弁を用いた洗練された TAVI ストラテジーでは，意図的な血圧低下，冠血流低下時間が極めて短く，以前より冠動脈狭窄のインパクトは小さくなったと考えられる．

　TAVI 前の冠動脈病変の機能的評価（冠血流予備量比 FFR や瞬時血流予備量比 iFR）は最近のホットトピックの 1 つである[15,16]．ただし，注意しておかないといけないのは，何らかの機能的検査で虚血陽性と判断したとしても，そのことが TAVI 中の血行動態破綻の予測になる，つまり，TAVI「前」にその冠動脈狭窄を解除したほうがよいかどうかはわからないのである．

　TAVI 前に PCI が必要との判断に至った場合，高度石灰化を伴う病変であるとストラテジーが悩ましい．最も現実的な選択肢は rotational atherectomy であるが，PCI 中の slow flow により血行動態が不安定となる可能性があり，重症 AS 患者においては使用を躊躇する術者が多いであろう．TAVI が登場するまでは，重症 AS と重症冠動脈病変を併存する患者は，外科的弁置換術＋冠動脈バイパス術を受けており（もしくは保存的加療），重症 AS の存在下での rotational atherectomy の有用性，安全性についての文献は症例報告しかなかった．筆者らは OCEAN-TAVI registry のデータから，適切なメカニカルサポートや薬剤サポート（カテコラミンによる昇圧や，ニトロプルシド冠注による冠血流改善）下に，日本人の十八番である血管内イメージングガイドで，造影剤量を最小限にしながら施行すれば，重症 AS 存在下であっても rotational atherectomy で lesion preparation して PCI が可能であると報告している[17]．

文献
1) Auffret V, et al：Serial changes in cognitive function following transcatheter aortic valve replacement. J Am Coll Cardiol 2016；**68**：2129-2141
2) 林田健太郎：日本循環器学会総会 2016
3) Durand E, et al：Transfemoral aortic valve replacement with the Edwards SAPIEN and Edwards SAPIEN XT prosthesis using exclusively local anesthesia and fluoroscopic guidance：feasibility and 30-day outcomes. JACC Cardiovascular Interv 2012；**5**：461-467
4) Shimura T, et al：The incidence, predictive factors and prognosis of acute pulmonary complications after transcatheter aortic valve implantation. Interact Cardiovasc Thorac Surg 2017；**25**：191-197
5) Mok M, et al：Chronic obstructive pulmonary disease in patients undergoing transcatheter aortic valve implantation：insights on clinical outcomes, prognostic markers, and functional status changes. JACC Cardiovascular Interv 2013；**6**：1072-1084
6) Condado JF, et al：Should we perform carotid doppler screening before surgical or transcatheter aortic valve replacement? Ann Thorac Surg 2017；**103**：787-794

7) Nishimura RA, et al：2017 AHA/ACC Focused Update of the 2014 AHA/ACC Guideline for the Management of Patients With Valvular Heart Disease：A Report of the American College of Cardiology/American Heart Association Task Force on Clinical Practice Guidelines. Circulation 2017；**135**：e1159-e1195

8) Rodes-Cabau J, et al：Aspirin versus aspirin plus clopidogrel as antithrombotic treatment following transcatheter aortic valve replacement with a balloon-expandable valve：The ARTE（Aspirin Versus Aspirin＋Clopidogrel Following Transcatheter Aortic Valve Implantation）Randomized Clinical Trial. JACC Cardiovascular Interv 2017；**10**：1599-1600

9) Watanabe Y, et al：Comparison of results of transcatheter aortic valve implantation in patients with versus without active cancer. Am J Cardiol 2016；**118**：572-577

10) Vaquerizo B, et al：Three-dimensional echocardiography vs. computed tomography for transcatheter aortic valve replacement sizing. Eur Heart J Cardiovasc Imaging 2016；**17**：15-23

11) Yamamoto M, et al：Prognostic value of chronic kidney disease after transcatheter aortic valve implantation. J Am Coll Cardiol 2013；**62**：869-877

12) 日本腎臓学会ほか：腎障害患者におけるヨード造影剤使用に関するガイドライン 2012，東京医学社，2012

13) Goel SS, et al：Severe aortic stenosis and coronary artery disease--implications for management in the transcatheter aortic valve replacement era：a comprehensive review. J Am Coll Cardiol 2013；**62**：1-10

14) Van Mieghem NM, et al：Complete revascularization is not a prerequisite for success in current transcatheter aortic valve implantation practice. JACC Cardiovascular interventions 2013；**6**：867-875

15) Pesarini G, et al：Functional assessment of coronary artery disease in patients undergoing transcatheter aortic valve implantation：influence of pressure overload on the evaluation of lesions severity. Circ Cardiovasc Interv 2016；**9**（11）. pii：e004088.

16) Scarsini R, et al：Physiologic evaluation of coronary lesions using instantaneous wave-free ratio（iFR）in patients with severe aortic stenosis undergoing trans-catheter aortic valve implantation. EuroIntervention 2018；**13**：1512-1519

17) Naganuma T, et al：Can we perform rotational atherectomy in patients with severe aortic stenosis? Substudy from the OCEAN TAVI Registry. Cardiovasc Revasc Med 2017；**18**：356-360

40 　Ⅱ　TAVI の適応・スクリーニングを理解しよう（TAVI 成功のためのスクリーニング）

3 大動脈弁複合体

　大動脈基部の破裂（root rupture）は，約 1％で起こるまれな合併症であるが，一度起これば致死的となる[1,2]．石灰化との関連がよく知られており，左室流出路〜弁輪の石灰化，積極的な area over-sizing（留置する人工弁/患者の弁輪の面積比が大きすぎること）が影響すると報告されている[3]．それらを避けるためには，エコーや CT といった modality を用いて，術前に患者の大動脈弁複合体の形態や石灰化の分布を綿密に把握しておく必要がある．そのデータを元に，TAVI 弁の種類・サイズを選択し，さらにどのように留置するか（underfilling/overfilling など）を考える．

　合併症を知ることで注意すべき点が見えてくる．大動脈基部に起こりうる致死的な合併症を表 1 に示す．以下では大動脈弁複合体をさらに構造ごとに分けて概説する（図 1）．

① 弁輪

a. 評価の基本

　安全に手技を行うために，最適な TAVI 弁の種類・サイズを決定するうえで最も重要なのが弁輪の評価である．特に注目するべきポイントは以下の 3 点である．
①大きさ（面積，周囲径）
②石灰化の量および場所
③楕円の程度（長径，短径）
　弁輪は楕円形をしていることから，心エコーの 2D 評価のみでは正確な計測が難しいケースが多い．3D 経食道心エコーでの評価も可能であるが，心電図同期造影 CT のデータを再構築して測定・評価する方法が最も正確であり信頼性が高い．全体のサイズおよび石灰化の分布が目で見てわかりやすいことも CT の利点の 1 つである．

b. CT 画像の再構築とその評価

　まずは，心電図同期造影 CT の「収縮期」データを選択し，右冠尖・左冠尖・無冠尖すべての最下点を通る annulus plane を作成する[4]．この面は解剖学的には実在せず，virtual basal ring とも言われる．

表 1　TAVI 中に大動脈基部に起こる合併症

合併症	危険因子	対策
弁輪破裂	弁輪の石灰化 過度な oversizing	underfilling 弁のサイズダウン 自己拡張型の TAVI 弁を選択
Valsalva 洞破裂	Valsalva 洞が小さい 弁葉の石灰化が強い	同上
上行大動脈解離	ST-junction が狭く石灰化を伴う	同上

3 大動脈弁複合体　41

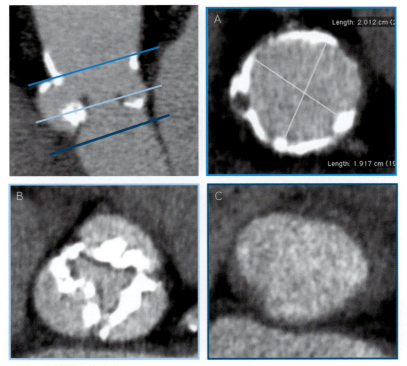

図1　大動脈弁複合体
左上：大動脈弁複合体
A：ST-junction, B：Valsalva 洞, C：弁輪（virtual basal ring）

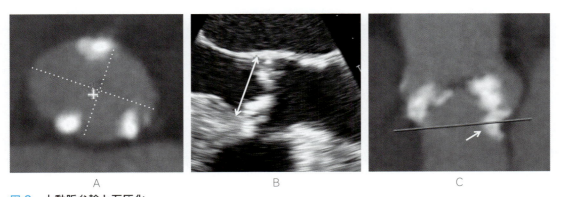

図2　大動脈弁輪と石灰化
A：CT 像．弁輪上に複数の石灰化を認める．
B：エコー上の弁輪径計測．経食道心エコーでは，経胸壁心エコーと比べて弁輪の長軸方向に近い径を計測することになる．
C：左室流出路まで連続する石灰化（矢印）は破裂の原因となりうる．

　弁輪を正確に構築した後は，そのサイジングと石灰化の評価を行う．一般的に，バルーン拡張型のTAVI弁では面積を，自己拡張型のTAVI弁では周囲径を元に弁サイズを選ぶ．弁輪上の石灰化が大きい症例では，バルーン拡張型TAVI弁であれば，underfilling（バルーンに入れる造影剤量をnominal volume より減らして弁を留置すること）を検討する（図2）．ボーダーラインの弁輪（2

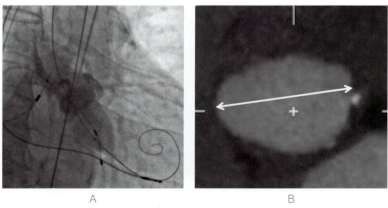

図3　サイジング目的のBAV
BAV（バルーン大動脈弁形成術）を施行しバルーンサイジング（A）を行うことで適切なTAVI弁のサイズ選択が可能である．楕円率が高い弁輪の場合（B），長軸方向から弁周囲逆流が残ることがある．

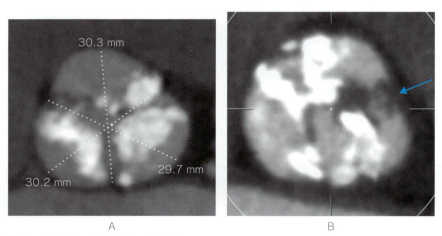

図4　Valsalva洞と弁尖の石灰化
A：冠尖と対側の交連までの長さを計測（点線）．このケースは，Valsalva洞のサイズは大きいが，弁尖の石灰化が非常に強い．冠動脈閉塞およびValsalva洞破裂のリスクとなる．
B：二尖弁．右-左冠尖間にraphe（矢印）が見られる．

つの弁サイズの適応範囲の中間の弁輪サイズ）であればより小さい弁サイズを選択することもある．
　サイズ選択に迷ったときは，バルーン大動脈弁形成術（balloon aortic valvuloplasty：BAV）によるバルーンサイジングが有用である．弁輪の楕円率が高い場合は，弁輪面積のみで弁サイズを選択すると長径にあたる場所から弁周囲逆流が予想以上に残ることがある．具体的には，留置しようとしている弁サイズのバルーン拡張時に（23 mm弁を検討していれば23 mmバルーンで拡張する）大動脈造影を行い左室への造影剤リークの程度を見る，という方法で比較的簡便に実施できる（図3）．二尖弁の症例においても，rapheが開かないリスクがあるためこの手法が有効である．サイジング目的でBAVを施行するときは，治療目的に行う場合より大きなバルーンを選択することが多いため，弁葉が開放位で固定されてしまい急性大動脈弁閉鎖不全症を生じるリスクがある．そのため，TAVI弁の準備をしておくのが望ましい．
　また特殊なケースだが，僧帽弁置換術後の患者では，僧帽弁位の人工弁と大動脈弁輪の距離も計

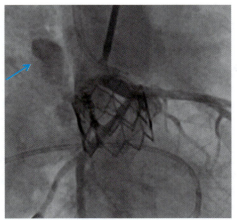

図 5 Valsalva 洞破裂
弁尖の大きな石灰化がValsalva洞を貫通し、破裂を生じた一例（矢印）．
術中の大動脈造影所見．

測する．その距離があまりに短いと，大動脈弁位に TAVI 弁を留置した際に干渉するおそれがあるからである．さらに僧帽弁位の人工弁の種類によってそのリスクが変わってくるが，詳細は他項に譲る（p110 参照）．

② Valsalva 洞

再構築した CT 画像を元にそれぞれの冠尖の大きさを測定する（図 4A）．同時に弁尖の石灰化の評価を行う．Valsalva 洞が小さいケースは，冠動脈閉塞のリスクのみならず Valsalva 洞破裂のリスクにもなる（図 5）．外科的大動脈弁置換術と異なり，TAVI では石灰化を伴う弁葉が人工弁を留置する際に周囲に押しやられ，Valsalva 洞がそれを受け止める格納庫として機能する．大動脈弁複合体全体を 1 つの空間として考え，人工弁が留置された後に弁葉を格納できる十分なスペースがあるか，画像を見てイメージすることが重要である．二尖弁の症例では，raphe の石灰化も評価し，raphe が開かない可能性も考慮したサイジングを行う（図 4B）．最終的に BAV でバルーンサイジングを行うのもよいだろう．

③ ST-junction

大動脈弁複合体の小さい日本人は特に注意すべきことだが，ST-junction が狭い症例で，バルーン拡張型人工弁のステントフレームからはみ出たバルーンの肩が接触し，上行大動脈に解離や破裂が生じることがある[5]．ST-junction 上の石灰化量が多い場合は特に注意を要する（図 6）．人工弁サイズを選択するうえで，弁輪のみならず ST-junction がその規定因子になることを忘れてはならない．

④ 左室流出路

TAVI 術前評価において，左室流出路（LVOT）の評価は弁輪破裂を予防するうえで非常に重要で

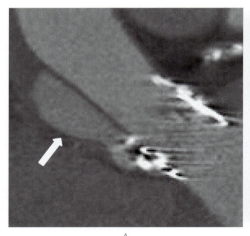 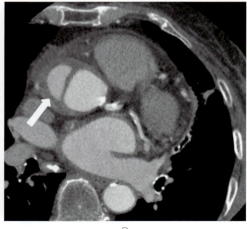

図6 上行大動脈解離
石灰化した ST-junction から上行大動脈に解離が生じた．
A：長軸像，B：短軸像
（A：Yashima F, et al：Catheter Cardiovasc Interv 2016：**87**：1338-1341, 改変）

表2 冠動脈閉塞の原因

・自己弁尖による圧排
・生体弁自体による冠動脈の閉塞
・血栓，大動脈のプラーク，自己弁の石灰物などの塞栓
・VIV procedure においてはもともとの人工弁の弁尖による圧排

ある．Hayashida らは，弁輪破裂をきたした2例につき術前CT所見の特徴を報告している[6]．それによると2例とも弁輪からLVOTに連なる石灰化を認め，さらにその石灰化が心外膜脂肪側に位置しているとのことであった．大規模なものとしては Barbanti らによる balloon-expandable デバイスを用いた $n=3067$ の多施設共同研究が挙げられる[7]．これによると弁輪破裂が20例，periaortic hematoma が11例に認められた．LVOT の中等度以上の石灰化および20％以上の annular area oversizing が弁輪破裂の予測因子であった．

LVOT に張り出す septal bulge の評価にに経胸壁心エコー（TTE）を用いた評価も重要である．severe AS に伴う左室肥大のうち約10％は流出路に圧較差を生じる閉塞性肥大型心筋症様の病態を呈するとの報告もある[8]．この場合は大動脈弁のインターベンションにより，経弁の圧較差が解除されることで，LVOT の圧較差が顕在化することがあり，血行動態の破綻につながる可能性に注意が必要である．

弁輪破裂は予後が非常に悪い合併症である．CT 所見より LVOT の石灰化が強く弁輪破裂が予測される場合はバルーン拡張型弁ではなく，自己拡張型弁を使用するなどの配慮が必要と思われる（p55 参照）．

⑤ 冠動脈

TAVI 術前評価において，冠動脈の評価は非常に重要である．冠動脈の評価で最も重要なものは，CT による評価であると思われる．冠動脈の高さについては，欧米からの報告によると高さが10 mm

以下の場合は冠動脈閉塞のリスクを考慮すべきとされている．Ribeiro らはこのカットオフ値は 12 mm のほうがより正確であるとしている[9]．さらに Valsalva 洞径については，30 mm 未満の場合に冠動脈閉塞のリスクを考慮すべきとしている．さらに，特に small aortic complex を特徴とする本邦においては，狭い ST-junction で，弁尖と ST-junction により冠動脈閉塞が生じたという経験があり，ST-junction 径についても注意を要する．

　冠動脈閉塞のメカニズムとしては表 2 に示すようなものが考えられる．このうち，自己弁による圧排が冠動脈閉塞の原因のほとんどであると言われている．

　冠動脈閉塞は，頻度は低いものの，一度起きると非常に予後が悪い．そのため，予防が大きなポイントである．前述のように術前にリスクを評価し，リスクありと考えられる場合は，冠動脈インターベンションのデバイスを用いて冠動脈プロテクションを施すことや（p118 参照），retrieve 可能なデバイスを用いるなどの対策が不可欠である．またリスクが高いかはっきりしない場合はバルーンを用いた pre dilatation 時に大動脈造影をして冠動脈の血流を確認することも 1 つの対応となりうる．

　術中は心電図変化や血圧低下など認めた場合はもちろん，弁留置後の TTE にて壁運動の低下などを認めた際は，冠動脈閉塞の可能性を考えて早急に冠動脈造影を考慮すべきである．

文献
1) Genereux P, et al：Clinical outcomes after transcatheter aortic valve replacement using valve academic research consortium definitions：a weighted meta-analysis of 3,519 patients from 16 studies. J Am Coll Cardiol 2012：**59**：2317-2326
2) Hayashida K, et al：Potential mechanism of annulus rupture during transcatheter aortic valve implantation. Catheter Cardiovasc Interv 2013：**82**：E742-746
3) Barbanti M, et al：Anatomical and procedural features associated with aortic root rupture during balloon-expandable transcatheter aortic valve replacement. Circulation 2013：**128**：244-253
4) Piazza N, et al：Anatomy of the aortic valvar complex and its implications for transcatheter implantation of the aortic valve. Circ Cardiovasc Interv 2008：**1**：74-81
5) Yashima F, et al：Delivery balloon-induced ascending aortic dissection：An unusual complication during transcatheter aortic valve implantation. Catheter Cardiovasc Interv 2016：**87**：1338-1341
6) Hayashida K, et al：Successful management of annulus rupture in transcatheter aortic valve implantation. JACC Cardiovasc Interv 2013：**6**：90-91
7) Barbanti M, et al：Anatomical and procedural features associated with aortic root rupture during balloon-expandable transcatheter aortic valve replacement. Circulation 2013：**128**：244-253
8) Gerckens U, et al：Alcohol septal ablation as a bail-out procedure for suicide left ventricle after transcatheter aortic valve implantation. J Invasive Cardiol 2013：**25**：E114-117
9) Ribeiro HB, et al：Predictive factors, management, and clinical outcomes of coronary obstruction following transcatheter aortic valve implantation：insights from a large multicenter registry. J Am Coll Cardiol 2013：**62**：1552-1562

4 血管アクセス

血管合併症を起こした症例の予後は不良であることはよく知られており[1],アクセスルートの詳細な評価は TAVI を安全に行ううえで重要である.

① 腸骨大腿動脈

腸骨大腿動脈を評価する方法としては大きく3つの方法がある.①multislice CT(MSCT,図1),②血管造影,もしくは③血管内超音波(IVUS)(図2)を用いた方法である.一般的には MSCT を用いる.腎機能高度低下例では,単純 CT,MRI,体表面エコー等を用いて評価するが,正確さにおいては MSCT に劣る.

MSCT で評価する内容は,血管径,石灰化,屈曲度である.

a. 血管径

血管径は短軸像,石灰化を除いた内腔径で評価する.血管径を正確に把握するためにはカーソルを血管の縦軸に対して垂直になるように置き,腹部大動脈から両側の総大腿動脈までミリ単位で動かし正確な計測値を得る.

Sapien 3 では付属の E-sheath を使用し 14 Fr シース(29 mm は 16 Fr シース)で治療可能であり,最小血管径は 14 Fr で 5.5 mm,16 Fr で 6 mm の最小内腔径が必要である.CoreValve では 18 Fr シースを用い,適応最小血管径は 6 mm となる[2].Evolut R では 14 Fr InLine シース(シース不要)とな

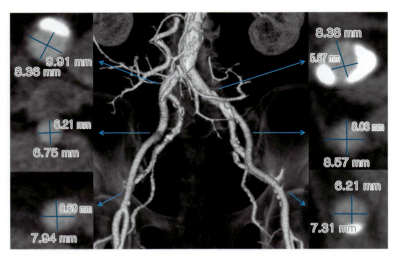

図1 MSCT
3D,長軸,短軸で評価する.3D において屈曲の評価また石灰化の分布状況を把握し,長軸像で石灰化の広がりを把握し,短軸像で血管径および石灰化が全周に及ぶのかどうかの評価を行う.

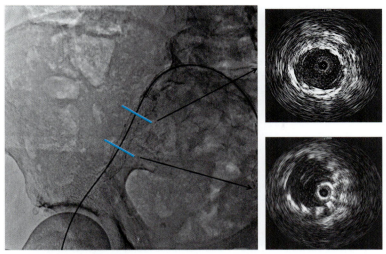

図2 IVUS による評価
IVUS 像では同軸性が得られない場合に血管内腔を過大評価する場合がある．本症例では以前に腸骨動脈にステントが留置されており，このステント内をデバイスが通過することが可能かどうか評価するために IVUS を使用し評価した．

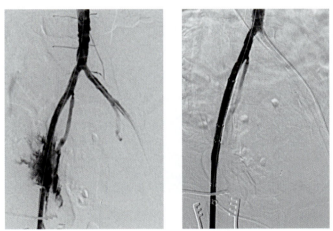

図3 カバードステントによる血管合併症の治療
腸骨動脈を穿孔したためにカバードステントを留置し，出血のコントロールに成功した．

り，適応最小血管径は 5 mm である．

　十分な評価をしても血管合併症が起こることがあるため，ステントあるいはカバードステントの準備は必須である（図3）．

　perctaneous approach を考慮する際には総大腿動脈の血管径，大腿深動脈の分枝する高さに十分な注意を払う必要がある[3]．

b．石灰化

　石灰化も MSCT により評価を行う（図4）．E-sheath の場合はデリバリーシステムが通過する際

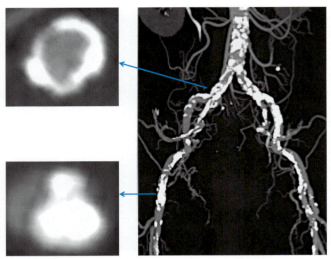

図4 石灰化の評価
右外腸骨レベルで全周性の石灰化．右総大腿部では血管内腔がほぼ石灰化で占領されている．TFアプローチは困難である．

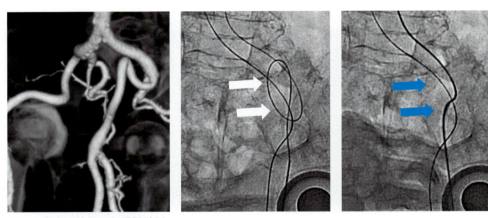

図5 高度に蛇行した腸骨動脈
高度に蛇行した腸骨動脈（白矢印）が，ワイヤーにより直線化（青矢印）している．この状態であれば，TAVIに使用される比較的大きなシースも挿入可能である．

にシースが一時的に拡張されるため，最小血管径とほぼ同じ径の血管でかつ全周性の石灰化を伴う場合にはシース挿入後にデリバリーシステムが通過しないこともある．そのような場合はアプローチサイトを変更するのが望ましい．

c. 屈曲度

　屈曲度の評価は3DCTで行う．ある程度の蛇行はガイドワイヤーを使用すれば血管が引き伸ばされ，シースの挿入は可能となる（図5）．高度の石灰化を伴う場合は血管が引き伸ばされないことが多いので，注意が必要である．シースでカバーされる範囲であれば問題ないが，近位部だとデバイス通過時に注意する．

4 血管アクセス

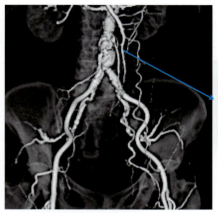
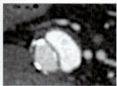

図6　限局性大動脈解離
限局性の解離を伴う症例では，TFアプローチは困難である．

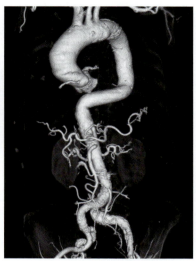

図7　著しい蛇行を認める胸部大動脈
本症例では，経心尖アプローチが選択された．

❷ 大動脈

　腸骨動脈のみならず，デバイスが通過する腹部大動脈の確認も行う．まれに限局性の動脈解離（図6）や，腹部大動脈瘤が認められる場合もある．腹部大動脈瘤が認められた場合は，動脈瘤を通過する際にはガイドワイヤーの操作に十分な注意が必要であり，またシースもより長いものを使用することで安全に手技を行うことができる．胸部大動脈レベルも含めデバイスの通る血管すべてに問題がないか確認することも忘れてはならない（図7）．

文献
1) Rodés-Cabau J, et al：Transcatheter aortic valve implantation for the treatment of severe symptomatic aortic stenosis in patients at very high or prohibitive surgical risk：acute and late outcomes of the multicenter Canadian experience. J Am Coll Cardiol 2010；**55**：1080-1090
2) Hayashida K, et al：Transfemoral aortic valve implantation new criteria to predict vascular complications. JACC Cardiovasc Interv 2011；**4**：851-858
3) Nara Y, et al：Incidence, predictors, and mid-term outcomes of percutaneous closure failure after transfemoral aortic valve implantation using an expandable sheath（from the Optimized Transcatheter Valvular Intervention［OCEAN-TAVI］Registry）.Am J Cardiol 2017；**119**：611-617

コラム　TAVIに関する現在までのエビデンス

経カテーテル大動脈弁留置術（transcatheter aortic valve implantation：TAVI）は2002年にAlan Cribier医師によりfirst in manが施行された[1]．以降，バルーン拡張型弁に代表されるSapein（Edwards Lifesciences社）では2005年に実施された経大腿動脈アプローチ（TF）からの逆行性手技，経心尖アプローチ（TA）からの順行性手技が今日では広く用いられている[2]．2013年10月に本邦でも承認され，現在では第三世代TAVIデバイスと呼ばれるSapien 3や自己拡張型弁であるCoreValve/Evolut R（Medtronic社）が使用可能となっている．

本コラムでは欧米をはじめ，本邦でのTAVIに関わる代表的な臨床試験を紹介する．

欧米における成績①：PARTNER US

2007年4月よりTHV-9000（TFアプローチ用TAVIデバイス）の安全性と有効性を評価するために施行された多施設共同無作為化試験である．pivotal study条件確認のためのREVIVAL-IIを受けて行われた．

この試験では2つのコホートに分けられ，コホートAでは手術リスクの高い重症大動脈弁狭窄症（AS）患者358人を対象として外科的大動脈弁置換術（surgical aortic valve replacement：SAVR）とTAVIに割り付けられた．主要エンドポイントは1年後の総死亡で，TAVI群は標準的な治療方法であるSAVR群と比較して非劣勢が証明されたが，脳梗塞が多かった．コホートBでは併存疾患により周術期リスクが高く，手術不可能とされた患者699人をTAVIと標準治療（薬物治療，経皮的大動脈弁拡張術）に無作為に割り付けられた．TAVIは標準治療より優れ，全死亡を46%（$p<0.001$），心血管死を61%（$p<0.001$），全死亡と再入院を54%（$p<0.001$）減少させた[3,4]．

欧米における成績②：PARTNER-2A trial

外科手術リスクが中等度と判断された2032例のAS患者に対して，Sapien XTを使用したTAVIとSAVRの治療成績を比較した無作為ランダム化試験である．治療後2年での累計死亡率は19.3% vs 21.1%であり統計学的有意差を認めず，TFアプローチに限定すれば，死亡率，または後遺症を残すような脳梗塞の頻度に関しては，統計学的有意差をもって，TAVIのほうが有利であったということを報告している点で意義深い[5]．さらに同試験で外科治療の対象群として，SAVR群の944症例を対象に，propensity matchingによる処理を行い，次世代タイプのバルーン拡張型生体弁であるSapien 3との比較試験を行った結果，1年時点での総死亡率，脳梗塞の複合エンドポイントにおいて，TAVI治療が統計学的有意差をもって，SAVRに比較して良好な成績であった[6]．これは，TAVI治療が今後，外科手術中等度リスクの症例に対するSAVRの代替治療となりうる可能性を明示した．

日本における成績：OCEAN-TAVI multi center registry

TAVI治療が臨床導入された際に，国内施設のTAVIセンターによる多施設共同研究として，Optimized CathEter vAlvular iNtervention（OCEAN）-TAVI registryを構成してTAVI治療成績を検討した試験である．2013年10月から2015年7月までに施行されたTAVI治療の全749症例における治療成績が示された．患者平均年齢は84.3±5.2歳，女性66.2%，平均society of thoracic surgery-predicted risk of mortality score 8.1±7.0%で，全症例がEdwards Lifesciences社のバルーン拡張型生体弁であるSapien XTを使用した手技で施行され，TFアプローチは全体の81.2%で大半を占めていた．

緊急TAVIなどを含んだ本研究での30日死亡率は2.0%（15/749）と低率であり，中期予後に関しても1年生存率90.0%，2年生存率83.4%と良好であり，本邦におけるTAVI導入の際に，懸念されていた日本人特有の小さい体格と弁輪径という条件でも，TAVIの安全性が示された[7]．その後，2016年4月までの症例を含めた全1215例における治療成績も30日死亡は1.9%と良好な成績を維持している[8]．

また，TAVI導入初年度である2013年における，本邦における単独SAVRでの30日死亡率が

2.2％であると報告されており[9]，TAVI の適応が，SAVR ハイリスク，または施行困難な症例を対象に施行されることを考慮すると，本研究でのTAVI 後 30 日死亡率が 2.0％以下であったことは注目すべき点である．

TAVI の今後の展開

前述のとおり，本邦の臨床現場において TAVIの導入とデバイスの進化もあり，これまではSAVR 施行不可能とされていた，併存疾患を複数有する重症 AS 患者も TAVI 治療であれば可能な時代となってきている．しかし，このような併存疾患を複数有する患者の中には PARTNER trial のコホート C に分類される TAVI の至適治療時期を逸した患者群も存在しており，必ずしも TAVI 治療を行うことが患者にとって最善であるとは限らない．重症 AS 患者におけるリスクを層別化し，治療の適応を慎重に考慮する時期が来ている．

近年，TAVI のコホートにおいて clinical frailty scale（CFS）を使用したリスクの層別化が患者の予後予測に有用である可能性が OCEAN-TAVI registry の解析結果から示された．CFS 7～9 の高度虚弱以上に分類される患者の累積 1 年死亡率は 44.1％と CFS 1～3 の比較的良好に管理されている患者群の 7.2％に比して極めて悪いことが明らかとなった．この研究において年齢と性別は独立した予後予測因子とは判断されず，腎不全，貧血，低アルブミン血症，既存呼吸器疾患が独立した予後予測因子であった[10]．この結果からも併存疾患を複数有する患者の治療予後がいかに悪いかが伺われる．

一方で PARTNER-2A での報告にあるように，外科手術中等度リスクの症例に対する SAVR の代替治療となりうる可能性を示している[5]．加えて，TAVI 弁の耐久性に関しても，近年ではSapien の留置後 5 年後の良好な臨床成績が報告されている[11]．こうした流れの中，今後，TAVI の至適症例は高齢外科手術ハイリスク症例から非高齢外科手術ハイリスク症例および ADL 良好な高齢患者へと変遷していくことが予想される．

文献

1) Cribier A et al：Percutaneous transcatheter implantation of an aortic valve prosthesis for calcific aortic stenosis：first human case description. Circulation 2002；**106**：3006-3008

2) Webb JG, et al：Percutaneous aortic valve implantation retrograde from the femoral artery. Circulation 2006；**113**：842-850

3) Leon MB, et al：Transcatheter aortic-valve implantation for aortic stenosis in patients who cannot undergo surgery. N Engl J Med 2010；**363**：1597-1607

4) Smith CR et al. Transcatheter versus surgical aortic-valve replacement in high-risk patients. N Engl J Med 2011；**364**：2187-2198

5) Leon MB, et al：PARTNER 2 Investigators：Transcatheter or surgical aortic-valve replacement in intermediaterisk patients. N Engl J Med 2016；**374**：1609-1620

6) Thourani VH, et al：Transcatheter aortic valve replacement versus surgical valve replacement in intermediate-risk patients：a propensity score analysis. Lancet 2016；**387**：2218-2225

7) Watanabe Y, et al：Pre-existing right bundle-branch block Increases risk of death after transcatheter aortic valve implantation with a balloon-expandable valve. JACC Cardiovasc Interv 2016；**9**：2210-2216

8) Yamamoto M, et al：Prognostic value of hypoalbuminemia after transcatheter aortic valve implantation（from the Japanese Multicenter OCEAN-TAVI Registry）. Am J Cardiol 2017；**119**：770-777

9) Committee for Scientific Affairs, The Japanese Association for Thoracic Surgery；Masuda M, et al：Thoracic and cardiovascular surgery in Japan during 2013：Annual report by The Japanese Association for Thoracic Surgery. Gen Thorac Cardiovasc Surg 2015；**63**：670-701

10) Shimura T, et al：Impact of the clinical frailty scale on outcomes after transcatheter aortic valve replacement. Circulation 2017；**135**：2013-2024

11) Daubert MA, et al：Long-term valve performance of TAVR and SAVR：A report from the PARTNER I Trial. JACC Cardiovasc Imaging 2017；**10**：15-25

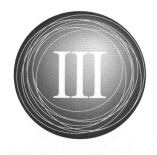

TAVIを実践しよう

Sapien 3 vs Evolut R
どのようなケースでそれぞれの弁が有用か

　2013年10月にTAVIが保険償還になって以降,当初は使用できるデバイスはEdwards Lifesciences社のSapien XTのみであったが,2016年1月からはMedtronic社のCoreValveが使用可能となった.2016年8月には次世代モデルであるSapien 3が発売された.また2017年1月にはCoreValveの次世代型モデルであるEvolut Rが使用可能となった.使用できるデバイスが増えるとともに弁の選択が重要になっている.本項ではSapien 3かEvolut Rか,弁の選択に焦点をあて,合併症の回避について,デバイスの特長に触れながら解説する.具体的な使用法の詳細は次項以降を参照されたい.

① Sapien 3 と Evolut R の特長

a．Edwards Sapien 3

　2002年にフランスのRuen大学のCribier教授によって開発された初代Sapienモデルは,冠動脈ステントと留置様式が同じくバルーン拡張型であることが特徴である.フレームはコバルトクロム製であり,生体弁はウシ心膜を使用している.2010年に発表されたPARTNER trialでは,開胸手術不可能な患者に対してTAVIが内科的治療法よりも予後が改善することを示し,また開胸ハイリスクである患者に対して外科的大動脈弁留置術(SAVR)と同等の成績が得られることが証明された[1,2].また近年発表となったPARTNER-2 trialでは開胸中等度リスクの患者でもSapien XTのSAVRに対する非劣性が示された[3].さらにPARTNER-2 trialの中等度リスクのSAVR患者と次世代型モデルのSapien 3を使用したTAVIをpropensity matchingで比較した検討ではSapien 3群がSAVRに比較して死亡・脳梗塞で優位性が認められた[4].現在低リスク群を対象としたTAVIとSAVRの比較試験が進行中である.
　アプローチ部位はSapien 3となり90%以上の患者で経大腿動脈アプローチが可能となっている.Edwards Sapienシリーズでは経大腿動脈アプローチの場合はexpandable-sheath(E-sheath)とよばれる自己拡張型のシースを使用し,20 mm,23 mm,26 mm弁であれば14 Fr,29 mm弁であれば16 Frとなっている.

b．Evolut R

　CoreValveシリーズの1つであるEvolut Rは自己拡張型のシステムで,ステントフレームはナイチノール性である.生体弁はブタ心膜を使用している.自己拡張型であるため留置時にrapid pacingは必須ではない.CoreValveは2004年にfirst in manが成功した.2014年にFDAでも承認され米国で使用可能となった.米国で行われたCoreValve US pivotal trialではハイリスク患者に対するSAVRとCoreValveによるTAVIを比較し,TAVIはSAVRと比べ1年の長期成績が良好であった[5].

表1 Sapien 3 と Evolut R の長所・短所

比較するポイント	Sapien 3	Evolut R
弁輪破裂	△	◎
冠動脈閉塞	△	○
弁周囲逆流	◎	△
血管アクセス	○	◎
永久ペースメーカ留置	○	△
二尖弁	○	◎
狭小弁輪	△	◎
弁留置後の冠動脈アクセス	○	△

◎：非常に適している（リスクを回避しやすい），
○：適している，△：普通

本邦でも2012年に治験が開始され，良好な成績が得られた[6]．これを受けて2016年からCore-Valveの使用が可能となり，2017年1月には次世代型モデルであるEvolut Rが発売となった．

弁の構造としては弁輪部（lower part），弁開放部（middle part），大動脈部（upper part）に分かれ，弁輪部から弁開放部にかけて径が細くなっておりこの部分に弁尖が位置する（supra-annular position）．この自己弁輪よりも上方に位置するsupra-annular positionによって弁の良好な拡張が得られるようになっている．サイズとしては23 mm，26 mm，29 mmがある．シースprofileは14 Fr相当のInLineシースとなっており，前モデルのCoreValveは18 Fであったので相当なlow profile化が得られている．構造上心尖部アプローチは不可能であるが，経鎖骨下動脈や上行大動脈からのアプローチが可能である．

② Sapien 3 と Evolut R の使い分け

最新型のTAVIデバイスを使用するにあたり，使い分けが重要であり個々の症例に合わせた使用が求められている[7]（表1）．

a．弁輪破裂のリスク

バルーン拡張型モデルであるSapienのアキレス腱とも言える合併症として弁輪破裂が挙げられる．弁輪破裂の頻度としては約1%と言われ，原因としては左室流出路から続く粗大な石灰化および弁輪面積と比べ20%以上のオーバーサイズの弁を選択すると生じやすいと言われている[8]．これに対し，CoreValveシリーズは自己拡張型でありADVANCE trialなどの大規模研究でも弁輪破裂は0%であり，弁輪破裂ハイリスク患者に対してはEvolut Rに代表される自己拡張型が有利であると考えられる[9]．

b．冠動脈閉塞のリスク

冠動脈閉塞の頻度もCoreValveシリーズでは低率であるため，弁輪部から冠動脈までの距離が短い患者や弁尖の石灰化が著明な患者ではSapien 3よりもEvolut Rが考慮される．しかし日本人はValsalva径が小さい患者が多いためEvolut Rでも冠動脈閉塞に対する注意が必要であると考えられる．Evolut Rで冠動脈閉塞を生じた場合は，ステントフレーム越しにカテーテルを操作し血行再建を試みることになるため，困難な場合がある．その場合はEvolut Rをスネアでつかんで引き抜くか，バイパス手術への移行などを考慮する必要がある．

c. 弁周囲逆流（PVL）の回避

弁周囲逆流（paravalvular leak：PVL）は TAVI において長期予後に関係する重大な問題であったが，Sapien 3 の登場により，そのスカートで PVL が劇的に軽減した．偏心性の石灰化など PVL のリスクである症例では Evolut R では PVL がかなり残存する場合があり，Sapien 3 の使用で PVL を軽減することが可能である．

d. 血管アクセス

Evolut R のシステムは外径が 14 Fr シースであり，Edwards Lifesciences 社の E-sheath よりもよりアクセス径が小さい患者でも挿入可能と考えられる．また Sapien では適応ではなかった経鎖骨下動脈や経上行大動脈アプローチが可能となり，低心機能や呼吸機能が悪く心尖部アプローチを躊躇する症例などで Evolut R がよい適応となる場合がある．

e. 恒久的ペースメーカ留置となる割合

Evolut R は構造上，刺激伝導系に障害を与える可能性が強く，術後恒久的ペースメーカを必要とした比率は約 15～20％と Sapien の 2 倍以上の頻度で生じている．術前より I 度ブロックおよび CRBBB，左軸偏位を認めている患者，術中の完全房室ブロックはペースメーカ植込みの予測因子であるとされ[10]，Sapien 3 の使用が推奨される．

f. 二尖弁

二尖弁は一般的に弁尖の石灰化が強く弁の開大が困難で術後大動脈弁逆流（AR）が生じやすいと考えられる[11]．AR ではよりシーリングされる Sapien 3 が，高度な弁尖の石灰化では破裂の危険が少ない Evolut R が有利である．Type 0 の二尖弁や raphe が高度に石灰化で癒合している場合には弁輪が開大しないので supra-annular leaflet position の Evolut R が効果を発揮すると考えられる．しかし AR の問題は残るため，どちらの弁を選ぶかは弁輪の石灰化の程度や術前の AR の程度などを考慮して選択する必要がある．

g. 狭小弁輪，valve in valve

狭小弁輪では大動脈弁位に弁が植込まれる Sapien 3 ではスカートがある分有効弁口面積が小さくなってしまい patient prosthesis mismatch（PPM）の発生が危惧される．また valve in valve でもそういった観点からは supra-annular leaflet position である Evolut R のほうがより PPM を残しにくい傾向にあるといえる．

本邦でも TAVI の症例数が順調に増加して，新世代の valve が続々と使用できるようになってきている．結果二尖弁など，より解剖学的に複雑な症例へも適応の拡大がされており，個々の症例に合った適切な弁選択が求められている．

文献
1) Smith CR, et al：Transcatheter versus surgical aortic-valve replacement in high-risk patients. N Engl J Med 2011；**364**：2187-2198
2) Leon MB, et al：Transcatheter aortic-valve implantation for aortic stenosis in patients who cannot undergo surgery. N Engl J Med 2010；**363**：1597-1607
3) Leon MB, et al：Transcatheter or Surgical Aortic-Valve Replacement in Intermediate-Risk Patients. N

Engl J Med 2016 ; **374** : 1609-1620

4) Thourani VH, et al : Transcatheter aortic valve replacement versus surgical valve replacement in intermediate-risk patients : a propensity score analysis. Lancet 2016 ; **387** : 2218-2225

5) Adams DH, et al : Transcatheter aortic-valve replacement with a self-expanding prosthesis. N Engl J Med 2014 ; **370** : 1790-1798

6) Sawa Y, et al : First clinical trial of a self-expandable transcatheter heart valve in Japan in patients with symptomatic severe aortic stenosis. Circ J 2014 ; **78** : 1083-1090

7) Watanabe Y, et al : Transfemoral aortic valve implantation in patients with an annulus dimension suitable for either the Edwards valve or the CoreValve. Am J Cardiol 2013 ; **112** : 707-713

8) Barbanti M, et al : Anatomical and procedural features associated with aortic root rupture during balloon-expandable transcatheter aortic valve replacement. Circulation 2013 ; **128** : 244-253

9) Linke A, et al : Treatment of aortic stenosis with a self-expanding transcatheter valve : the International Multi-centre ADVANCE Study. Eur Heart J 2014 ; **35** : 2672-2684

10) Siontis GC, et al : Predictors of permanent pacemaker implantation in patients with severe aortic stenosis undergoing TAVR : a meta-analysis. J Am Coll Cardiol 2014 ; **64** : 129-140

11) Watanabe Y, et al : Comparison of multislice computed tomography findings between bicuspid and tricuspid aortic valves before and after transcatheter aortic valve implantation. Catheter Cardiovasc Interv 2015 ; **86** : 323-330

コラム　新規デバイス

Lotus Valve System

Lotus Valve System（Boston Scientific 社）は，2013年にCEマークを取得した，拡張制御型（controlled mechanical expansion）と呼ばれる拡張方式を有するsystemである（図1）．

主な特徴は以下のとおりである．

①ステントの外周にadaptive sealが取り付けられておりTAVIにおいて予後を悪化させる弁周囲逆流を大幅に減少させる効果（TAVI後1年時点での中等度/重度弁周囲逆流：0%）が示されている[1]．

②一度留置し始めた弁をdeploymentの途中で再度デリバリーシステム内に収納することができ（retrievable），留置後に心エコーなどで弁周囲逆流が認められる場合などには，生体弁システムを部分的または完全に再収納して留置位置を変更し，再留置可能（repositionable）な特徴を有している．ロッキングメカニズムが搭載されていることでこのような操作が可能となっている．

③弁留置のシステムが拡張制御型であるため，大動脈弁狭窄部位での留置の際に初期段階より弁が開閉機能し，弁の留置中の血流の阻害，血圧低下を最小限にできる．

自己拡張型（self-expanding）valve systemであるCoreValve/Evolut R（Medtronic 社）と比較したRCTでは中等度/重度弁周囲逆流，disabling stroke，全死亡からなる複合エンドポイントの発生率は（15.8% vs 26.0%，superiority $p<0.001$）とLotus群でより低く，良好な成績を認めた[2]．

ACURATE neo Aortic Valve System

ACURATE neo Aortic Valve System（Boston Scientific 社）は自己拡張型デバイスで，弁尖はsuppler-annularに位置する．stabilization archとupper crown，lower crownからなる構造である（図2）．経大腿動脈（TF），経心尖（TA）アプローチシステムを有する．

主な特徴は以下のとおりである．

①two-step，top-downと呼ばれる弁留置システムにより，安定した正確な留置が可能である．

②upper crownにより自己の弁尖が弁輪側に固定されることにより安定した留置が期待できる．

③ステント下端の内外にスカートが付着しており弁周囲逆流を最小限にすることが可能である．

市販後レジストリー（$n=1000$）ではTAVI後1年時点までの良好な成績が示されている[3]．

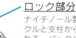
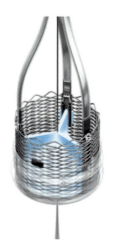
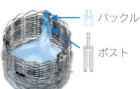

図1　Lotus Valve 構造・ロッキングメカニズム
（Boston Scientific 社提供）

コラム　新規デバイス

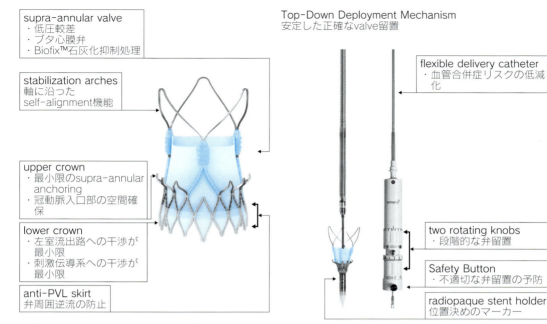

図2　ACURATE neo TF valve 構造/delivery system
（Boston Scientific 社提供）

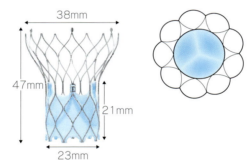

図3　Portico Transcatheter Aortic Heart Valve
　　　（23 mm）の構造
（Abbott 社提供）

また，Sapien 3 との比較においては，ACURATE neo 群で，より低いペースメーカ留置率（9.9% vs 15.5%；$p=0.021$），大動脈弁平均圧較差（8 mmHg vs 12 mmHg；$p<0.001$）を認めた．弁周囲逆流の頻度に関してはACURATE neo 群にて高い結果であった（PVL II[+]，4.8% vs 1.8%；$p=0.01$）[4]．

PORTICO Transcatheter Aortic Heart Valve

PORTICO Transcatheter Aortic Heart Valve（Abbott 社）は自己拡張型デバイスで，ナイチノールステントにウシ心膜弁が縫着され，外側にブタ心膜のスカートが付着している（図3）．
　主な特徴は以下のとおりである．
①CoreValve と異なり，構造上 intra-annular position に弁尖が位置するため弁留置中の血行動態の安定を期待できる．
②完全に留置されるまでは retrievable，repositionable な構造を有する．
　CE mark を取得済みである．現在進行中の trial の結果が待たれる．

文献

1) Meredith IT, et al：1-Year Outcomes With the Fully Repositionable and Retrievable Lotus Transcatheter Aortic Replacement Valve in 120 High-Risk Surgical Patients With Severe Aortic Stenosis：Results of the REPRISE II Study. JACC Cardiovasc Interv 2016；**9**：376-384
2) Feldman TE, et al：Effect of Mechanically Expanded vs Self-Expanding Transcatheter Aortic Valve Replacement on Mortality and Major Adverse Clinical Events in High-Risk Patients With Aortic Stenosis：The REPRISE III Randomized Clinical Trial. JAMA 2018；**319**：27-37
3) Moellmann H：Real-world experience using a 2nd generation self-expanding prosthesis：1-year outcomes of 1000 patients enrolled in the SAVI-TF registry：Presented at EuroPCR 2017
4) Husser O, et al：Multicenter Comparison of Novel Self-Expanding Versus Balloon-Expandable Transcatheter Heart Valves. JACC Cardiovascular Interv 2017, **10**：2078-2087
5) Tamburino C：SYMETIS ACURATE neo™ TF TAVI system：demonstrating the unique self-expandable valve technology：Presented at EuroPCR 2017
6) Willson AB, et al：Transcatheter aortic valve replacement with the St. Jude Medical Portico valve：first-in-human experience. J Am Coll Cardiol 2012；**60**：581-586

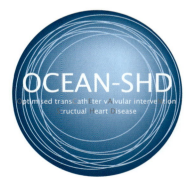

Sapien 使用の実際

B

1 Sapien 3 のサイジング

─ 実践のポイント ─
- まずは CT にてしっかり計測する.
- サイズチャートに適合する弁を選択する.
- 弁の石灰化の状態,下肢の血管径,ST-junction の径も考慮する.

① セットアップ

TAVI においては画像診断機器を用いて基本的な測定を施行したうえで植込む弁のサイズを決定する.特にバルーン拡張型生体弁である Sapien XT ならびに Sapien 3 では安全かつ有効に弁を植込むためには正確な測定は必須と考えられる.同時に,デバイスの特徴を知ることで合併症の回避が可能となる.

a. Sapien 3 と Sapien XT の生体弁の構造の違い

共通点と異なる点を以下にまとめる(図 1).

1)両者が同じ点
①バルーン拡張型の弁であること
②術前にデリバリーカテーテルへのクリンプが必要であること
③ウシ心膜による生体弁であること

2)異なる点(Sapien 3 における改善部分)
①ストラットの形状が異なっており Sapien 3 ではストラットの角度がより広がった.これによりクリンプ時の low profile が可能となった.
②ストラットの上部が高くなって 14 Fr のカテーテルが挿入可能な大きさとなり,冠動脈へのアクセスが容易となった.冠動脈インターベンションを行う際のガイディングカテーテルが挿入しやすい構造である.
③Sapien 3 はアウタースカートがつき,弁の構造により植込み後の弁周囲逆流の減少を期待できる.

III TAVIを実践しよう（Sapien 使用の実際）

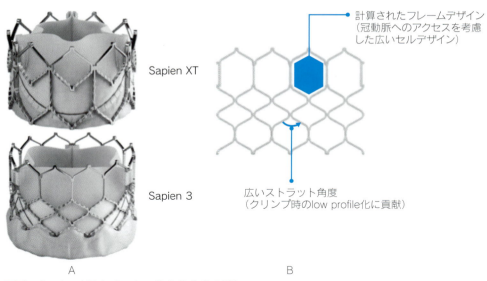

図1　Sapien XT と Sapien 3 の生体弁の違い
A：Sapien XT と Sapien 3 の外観
B：Sapien 3 のストラットの特徴
（Edwards Lifesciences 社提供）

3）Sapien 3 の臨床上の長所

「異なる点」に挙げた①により，20，23，26 mm の弁では 14 Fr，29 mm でも 16 Fr のシースでの治療が可能となり，血管合併症の減少が期待されている．また，③により弁周囲逆流（PVL）が減少することが挙げられる．

> **Tips**
> ・Spaien 3 の特徴を十分に熟知すること．アウタースカートにて弁周囲逆流の減少は可能となっているが，その構造を熟知して初めて確実な弁の留置が可能となる．

b. デリバリーシステムの違い

経大腿動脈アプローチ（trans-femoral：TF）での Sapien XT ならびに Sapien 3 のシースはいずれも expandable sheath（E-sheath）という，デバイス通過の際に拡張することが特徴である．デリバリーシステムは，Sapien XT では Novaflex，Sapien 3 では Commander が使われる．経心尖アプローチ（trans-apical：TA）では現在（2016 年 6 月）Sapien XT のみで使用可能であるが Ascendra + というシステムを採用している．

TF における Sapien XT，Sapien 3 のシースの違いは Sapien 3 では low profile 化が得られていることである（表1）．

デリバリーカテーテルにおける Sapien XT ならびに Sapien 3 の違いを挙げる．
①Commander は Novaflex と比較して low profile であること
②Commander は distal flex を有していることにより，心臓横位の患者に対しても治療が可能であり，さらに生体弁を coaxial にすることが可能になっている（図2）．
③Commander では，ダイヤルを使用することで弁の高さの微調整が可能となっている（図2）．

1 Sapien 3 のサイジング

表 1 Sapien 3 と Sapien XT の E-sheath で必要とされる最小血管径の違い

THV		シース内径 （未拡張）	シース外径 （未拡張）	最小血管径
Sapien 3 生体弁	23 mm	14 Fr（4.6 mm）	6.0 mm	5.5 mm
	26 mm	14 Fr（4.6 mm）	6.0 mm	5.5 mm
	29 mm	16 Fr（5.3 mm）	6.7 mm	6.0 mm
Sapien XT 生体弁	23 mm	16 Fr（5.3 mm）	6.7 mm	6.0 mm
	26 mm	18 Fr（5.9 mm）	7.2 mm	6.5 mm
	29 mm	20 Fr（6.6 mm）	8.0 mm	7.0 mm

Sapien 3 においては low profile 化が得られている.
（Edwards Lifesciences 社提供）

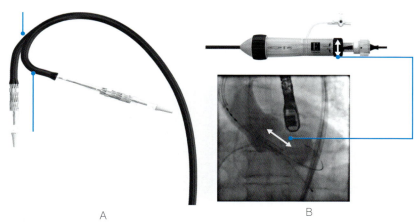

図 2 Sapien 3 のデリバリーカテーテル Commander の特徴
A：distal flex 機能がついたことでより横位の心臓の患者にも使用可能であり，さらに弁を coaxial にすることが可能となっている.
B：ダイアルを使用することで弁の高さの微調整を行うことが可能となっている.
（Edwards Lifesciences 社提供）

② スクリーニングの実際と応用

デバイスの基本的な特徴を知ったうえで適合する生体弁を選択することとなる.

a. 弁のサイズ選択の基本

1）サイズチャートによる確認

弁輪径の面積よりサイズチャートを確認して適合する弁サイズを確認する（図 3，4）．Sapien 3 は 5％の undersize でも（スカートが存在することにより）留置が可能なことから Sapien XT よりも小さいサイズの弁の留置が可能な面積の部分がある（後述）．図 4 の例の場合には面積 407 mm^2 であり図 3 のサイズチャートからは 23 mm の Sapien 3 が選択される．

2）アプローチ法の検討

続いて下肢の血管を測定して TF で施行可能かあるいは TA での施行となるかを検討する（表 1）．Sapien XT と比較して Sapien 3 では low profile であるため以前であれば TA であった症例が TF での施行が可能となっている．

血管径はボーダーラインであっても血管の石灰化の有無によっては血管合併症を生じる可能性があることは念頭に置く．逆に言えば石灰化の有無が合併症を発症するか否かの分かれ目でもある．

III TAVIを実践しよう（Sapien 使用の実際）

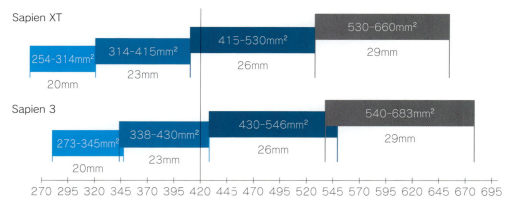

図3 Sapien XT と Sapien 3 のサイズチャート
Sapien 3 はスカートがある分，5% undersize での植込みが可能と言われており，420 mm^{2}のエリアは Sapien XT では 26 mm だが Sapien 3 では 23 mm であることに注意する．
（Edwards Lifesciences 社提供）

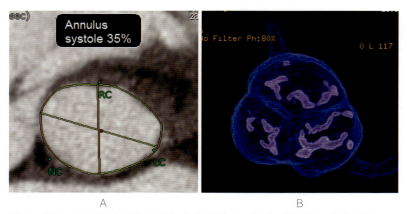

図4 CT での弁輪径の測定（A）と大動脈弁における石灰化の分布（B）
周長：71.4 mm
面積：407.6 mm^2
長径：25.7 mm
短径：19.6 mm
平均径：22.2 mm
平均径（周長）：22.7 mm
平均径（面積）：22.8 mm
平均径（長短径）：22.7 mm
図3のサイズチャートから Sapien 3 の 23 mm が適切と判断される．

3）合併症の可能性

　弁のサイズ，アプローチが決定したら続いて合併症を生じる可能性のある部位を考えていく．
・冠動脈の高さ：閉塞するか否かを考える．
・ST-junction にかかるか否か：ST-junction の高さと径から，生体弁が ST-junction に障害を与える可能性がないかを検討する．
・胸部ならびに腹部大動脈の蛇行（屈曲）の状態：解離を生じる危険性の有無を検討する．
・弁の石灰化の状態：癒合の有無，さらに root rupture を生じる危険性の有無を確認する．
・弁輪部における石灰化，左室流出路に伸びる石灰化の有無：左室流出路の石灰化は Sapien XT については弁輪破裂の高リスクと報告されていた．

4）弁の石灰化と Valsalva 洞の大きさの関係

弁輪は弁のサイズを決定する要因だが，最終的な植込みの際のバルーン拡張量は弁の石灰化，Valsalva 洞の大きさに規定される．

弁の石灰化が著しいが Valsalva 洞が広い場合には基本的に nominal inflation が可能であるが，Valsalva 洞が狭いと root rupture の原因となるため，underfilling にて植込むことが多い．

逆に弁の石灰化量が少なければ，effective orifice area（EOA）をとるために＋1 mL の overfilling を行うこともある．当院（小倉記念病院）では annulus area が各弁のサイズの中間点よりも大きい場合（例：23 mm 弁なら（430＋338）÷2≒384 mm^2 より大きい），石灰化が少ない（visual estimation）場合に＋1 mL over inflation を行うこともある．

ただし，over inflation は annulus rupture の危険性を増大させるので，適応に関しては十分に議論を行う必要がある．

> **Tips**
> ・CT での計測が基本である．技師さんまかせにはせず，自らの手で測定するようにする．この計測で責任を持って弁の留置ができると考える．

b. Sapien valve の underfilling を考える場合

本来ならば Sapien 3 シリーズは nominal volume での植込みが推奨される．しかし，症例によっては underfilling での植込みを行うことで弁輪破裂を避けることが可能であり，さらに弁周囲逆流

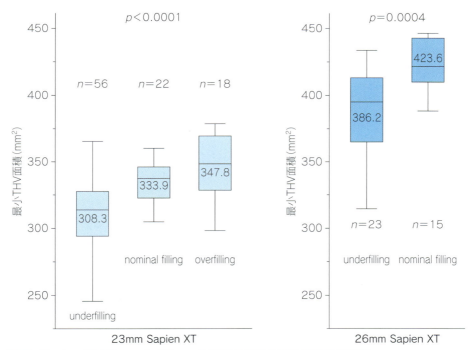

図 5　Sapien XT 23 mm と 26 mm における植込み部分の面積の状態
23 mm の overfilling の平均よりも 26 mm underfilling の面積のほうが大きくとれていることを示している．
(Yashima F, et al：Int J Cardiol 2016；**222**：738-744 より引用）

を減らすことができるというエビデンスがある[1]ことから，nominal volume での植込みは危険であると判断される場合は，安全のために underfilling での植込みを考慮する．

さらに Kazuno らの報告によれば[2]，Sapien 3 の広がりは Sapien XT と比較して inflow 部分（左室側）が大きく広がるが，これが弁周囲逆流を減少させることができる Sapien 3 特有の構造と言える．アウタースカートを有していることも加えて，過拡張を行わなくとも弁周囲逆流を抑えつつ安全に生体弁の植込みが可能になったと考える．

1）レジストリー報告より

OCEAN-TAVI registry のデータにおいて Yashima らは Sapien XT のデータではあるが，小さい弁の overfilling よりも大きな弁の underfilling のほうが結果として EOA が大きく取れると報告している（図5）[3]．この報告が，測定した面積がどの大きさの人工弁を選ぶかボーダーラインの場合に，大きな弁を植えたほうがよいという裏づけにもなっている[3]．当院では ST-junction の状態，弁の石灰化などの条件が許せばボーダーラインの症例では長軸に合わせて弁を植込むというストラテジーを取っている（表2）．

2）underfilling の植込みの具体例

図6 に示した症例では面積からは 23 mm 生体弁の選択が候補に挙げられるが，長軸が 26.5 mm であり 26 mm の生体弁を 1 mL underfilling にて植込んだ．最終的には弁周囲逆流は生じさせずに

表2 各弁選択におけるサイズ・面積のボーダーライン

	面積
20 mm or 23 mm？	300〜330 mm^2
23 mm or 26 mm？	400〜430 mm^2
26 mm or 29 mm？	490〜530 mm^2

ここに例示した面積の患者では弁の石灰化の程度，ST-junction の大きさ，Valsalva 洞の大きさ，左室流出路の石灰化の状態を見て長軸の長さに合わせた生体弁の大きさを選択する．ただしこの例は小倉記念病院における選択基準であり，術者の責任での施行であることに注意されたい．

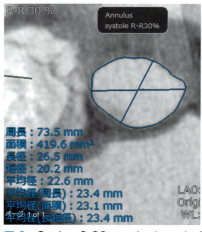 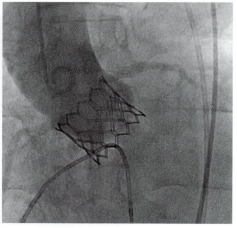

図6 Sapien 3 26 mm 1 mL underfilling での植込み
419 mm^2 の弁輪面積であったが，23 mm ではなく長軸に合わせて 26 mm の弁を選択した．26 mm の生体弁を植込み，術後弁周囲逆流はなく終了した．

1　Sapien 3 のサイジング　67

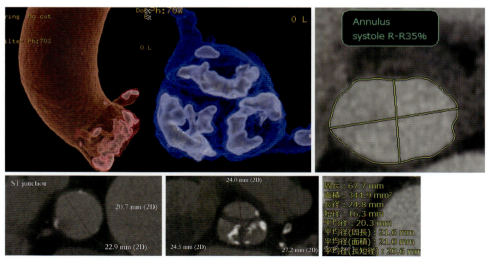

図 7　Sapien 3 23 mm を－2 mL での植込み

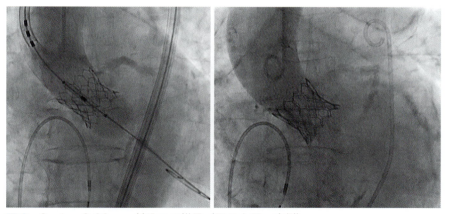

図 8　Sapien 3 23 mm 植込みの様子（図 7 と同一症例）
大動脈弁の石灰化が著しいため，23 mm Sapien 3 を 2 mL underfilling にて植込んだ．各弁の石灰化のため弁の中央部は完全には広がらないが弁の下部はしっかり心構造に圧着し AR は none-trivial で終了した．

終了した．

　図 7 に示した症例は，面積だけを見ると 344.9 mm² であり 23 mm Sapien 3 を nominal で留置することが考えられる．しかし自己弁の石灰化の量と Valsalva 洞径の大きさ，ST-junction の最短径（20.7 mm）を総合的に検討して nominal ではなく－2 mL で留置することとした．

　同一症例の植込みの様子を図 8 に示す．－2 mL の植込みを行った結果であるが，弁周囲逆流は none-trivial であり特に問題のない結果であった．Sapien 3 の特徴であるが弁の下部はしっかり心臓の構造に圧着することができ，アウタースカートとともに弁周囲逆流の減少に寄与していると考えられる．

68　Ⅲ　TAVI を実践しよう（Sapien 使用の実際）

> **⌨ Tips**
> ・基本を守って留置することは非常に大事である．しかし患者さんの解剖をしっかり把握しその特徴を熟知したうえで弁の選択およびバルーンへの注入量の増減を考える．これによって安全かつ最大限に Sapien 3 のメリットを生かすことができる．

文献

1) Barbanti M, et al : Underexpansion and ad hoc post-dilation in selected patients undergoing balloon-expandable transcatheter aortic valve replacement. J Am Coll Cardiol 2014 ; **63** : 976-981
2) Kazuno Y, et al : Comparison of SAPIEN 3 and SAPIEN XT transcatheter heart valve stent-frame expansion : evaluation using multi-slice computed tomography. Eur Heart J Cardiovasc Imaging 2016 ; **17** : 1054-1062
3) Yashima F, et al : Impact of underfilling and overfilling in balloon-expandable transcatheter aortic valve implantation assessed by multidetector computed tomography : Insights from the Optimized CathEter vAlvular iNtervention（OCEAN-TAVI）registry. Int J Cardiol 2016 ; **222** : 738-744

2 経大腿動脈アプローチ（TF）

Ⅰ セッティングからシース挿入まで

実践のポイント
- 開胸手術に移行することにも留意してセッティングを行う．
- 動脈シース，静脈シース，中心静脈カテーテルの挿入から開始する．
- 一時的ペースメーカーの挿入および rapid pacing のテストを忘れない．
- pigtail カテーテルの挿入および perpendicular view の設定は重要である．
- メインシース挿入の際は，Perclose Proglide の扱いがポイントである．

① セッティング

TAVI では弁輪破裂などにより開胸手術に移行することが 0.5% 程度あるため，たとえ経大腿動脈アプローチ（TF）であっても開胸手術に移行できるように全身の消毒とドレーピングを行っている（図1）．TAVI の配置の例を模式図で示す（図2）．最近の TF-TAVI はほぼ穿刺法で行い，カットダウンで行うことが少なくなっており，手術室で用いる機械類は最小化しカテーテル類に特化している．

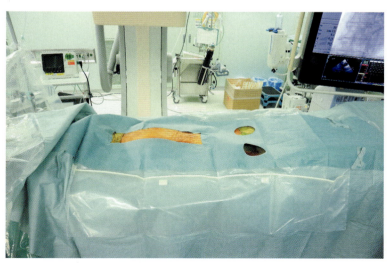

図1 TF アプローチの場合の術前の様子

III　TAVIを実践しよう（Sapien使用の実際）

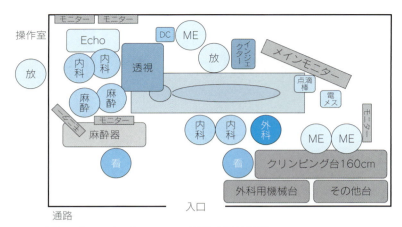

図2　TFアプローチのセッティング例（帝京大学）
放：放射線科医，ME：臨床工学技士

② 動静脈シース挿入

まず左大腿静脈に5Frシースを挿入し，続いて中心静脈カテーテルを静脈シースと縦差しで挿入する（図3A）．メインアクセスと反対側の大腿動脈に6Frシースを挿入する．動脈シースのフラッシュ部分は延長し，動脈圧ラインとして用いる（図3B）．

③ 一時的ペースメーカの挿入とrapid pacingテスト

続いて，大腿静脈カテーテルから一時的ペースメーカを挿入する．一時的ペースメーカは，先端のバルーンをinflationしないと穿孔のリスクが上がる．逆にfull inflationするとペーシング不全につながるため，half inflationを推奨している．動脈圧ラインを見ながら，HR 200でrapid pacingのテストを行い，収縮期血圧が50 mmHg以下に下がることを確認する．血行動態の破綻を防ぐために，3秒以内に抑えることが重要である．

④ perpendicular viewの設定

動脈シースから5Frのpigtailカテーテルを挿入する．pigtailカテーテルの先端は可能な限り右冠尖に入れるようにする．秒速7 mL，合計20 mL程度の造影剤を使用し，造影する（図4）．perpendicular viewは"chase the right cusp"の原則に従い，角度を調整する．すなわち，右冠尖が心室側に出ているようであればcaudalを追加する．右冠尖が無冠尖に重なっているようであればRAOを追加する．

⑤ メインシースの挿入

Sapien 3はlow profile化を実現しており，20～26 mmのサイズでは14 Fr，29 mmでも16 Frシースで手技が可能である．

まず6Frシースをメインアクセス側に挿入する．穿刺針を刺した時点で，穿刺位置を確認する．その後6Frシースを挿入し，カッターで皮膚切開し，皮下組織を十分切開しておく．この準備により，止血デバイスにおける結び目が血管壁にしっかり到達しやすくなる．

2 経大腿動脈アプローチ（TF） 71

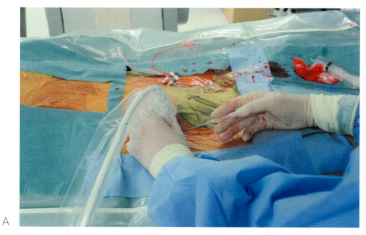
A

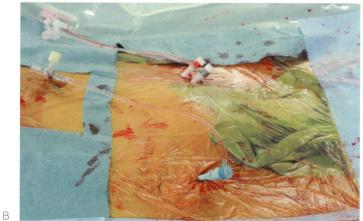
B

図3 シースの挿入

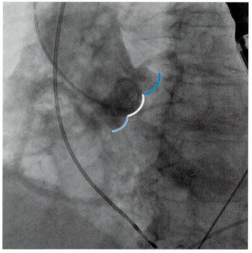

図4 perpendicular view の設定
大動脈三尖が一直線になる view を設定する．

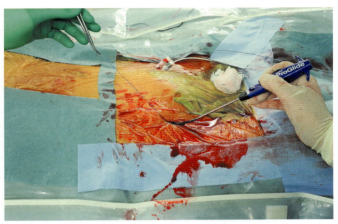

図5　Perclose の挿入

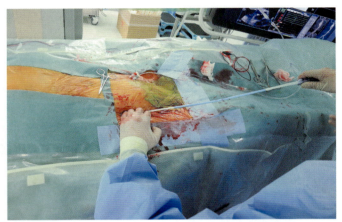

A

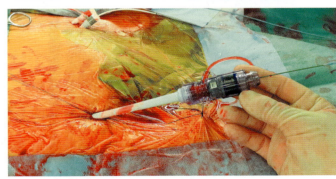

B

図6　E-sheath 挿入

　0.035 インチの J 型ガイドワイヤーを入れた後，Perclose Proglide を挿入する（図5）．Perclose の結び目は外に出しておく．J 型ガイドワイヤーを Perclose の側孔から挿入した後，1本目の Perclose 本体を抜去する．2本目の Perclose を挿入し，1本目と比べ，少し角度を変えて2本目をかける．2本目も結び目を外に出しておく．その後 Perclose の側孔から stiff wire を入れて，E-sheath を挿入する（図6A）．E-sheath は Edwards のロゴを見るような方向で回さず挿入する（図6B）．

II デバイス挿入から大動脈のトラッキングまで

実践のポイント
- 弁通し用のカテーテル，ワイヤーの種類，特徴を把握する．
- 前拡張前に人工弁をクリンプする．
- stiff wire 先端を心尖部へ留置する．
- デバイスデリバリー時の stiff wire の保持の仕方に注意する．

① 弁通し

expandable-sheath（E-sheath）を使用する．J 型ワイヤーと Judkins Right 5.0 カテーテル（または Amplatz Left 1）を使用して，Valsalva 洞まで Judkins Right（JR）カテーテルをデリバリーする．J 型ワイヤーを弁通し用のワイヤーに変更する．筆者らは弁通し用のワイヤーとしては Radifocus guidewire M half stiff angle type（テルモ社）を用いている．ワイヤー操作のコツとしては，ワイヤーをカテーテルから出し入れしながら，ワイヤーにトルクを伝えて回転させ，弁を通過させる（図 1）．

弁通しに難渋すると思われる場合には，ワイヤーを angle 型から straight 型（Swan Exel Wire straight）に変更することが多い．straight 型のほうが弁通しは容易になるが，弁通過後に左室損傷をきたす可能性があるため，取り扱いには注意を要する．JR カテーテル先端が大動脈弁に向かず，ワイヤーが大動脈弁を通過しない場合には，カテーテルを Amplatz Left 1 に変更する．

② 圧較差を測定する

大動脈弁をワイヤーが通過したら，カテーテルを左室内に進め，half stiff wire を引き抜いて，左室大動脈間の圧較差を測定する（図 2）．

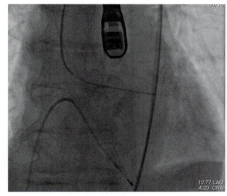

図 1　ワイヤーの弁通し

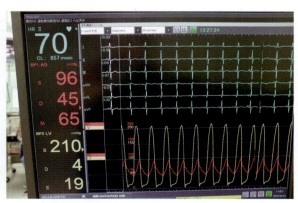

図 2　圧較差の測定

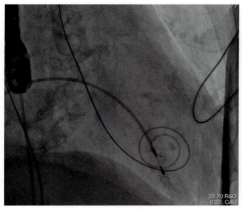
図3　ワイヤーのポジショニング

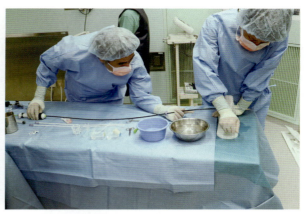
図4　クリンプ作業

③ ワイヤーのポジショニングをする．

　JR カテーテル内に J ワイヤーを挿入し，JR カテーテルを心尖部にデリバリーする．ここで JR カテーテルが心尖部の心室壁に沿って反転するくらいまで進めると，その後の操作が容易になる（図3）．J 型ワイヤーを stiff wire に交換する．stiff wire を JR カテーテル内に進めるにつれて，JR カテーテルの先端に伸びる力が働き，カテーテル先端が心尖部から左室側壁に移動しがちになるため，JR カテーテル先端の位置の調整が必要になることも多い．JR カテーテルから stiff wire が出る瞬間は stiff wire が左室壁を傷つけることがないよう，カテーテルからワイヤーを出す際にはワイヤーを押し進めるのではなく，ワイヤーを保持したまま，カテーテルを引くようにする．

　stiff wire の種類の選択，留置方法，注意点については，「IV　症例から学ぶ合併症とその対策」の「左室穿孔」の項目（p165）を参照．

④ ワイヤーの位置確認

　ワイヤーの位置は透視だけでなく，経食道心エコーも積極的に用いて確認する．経食道心エコーで確認するポイントは，ワイヤー先端の位置と，僧帽弁下組織への干渉の有無である．具体的なチェックポイントとしては，①ワイヤー先端が心尖部に位置していること，②ワイヤーが側壁を圧排していないこと，③ワイヤーが僧帽弁の腱索に絡んでいないこと，④僧帽弁逆流（MR）が増大していないこと，⑤心尖部から大動脈弁までワイヤーが不自然にたわんでいないこと，である．

⑤ クリンプ

　前拡張前に Sapien 3 バルブをクリンプし，準備しておく（図4）．

⑥ 前拡張

　適宜前拡張を行う．Sapien 3 に付属している前拡張用バルーン（経大腿バルーンカテーテル）を使用する．stiff wire 越しに前拡張用バルーンをデリバリーする．なお，p70 で触れているように，rapid pacing 時に pacing に左室収縮が追従し，血圧が低下（50 mmHg 以下）することをあらかじ

2 経大腿動脈アプローチ（TF） 75

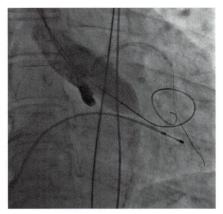

図5 BAV同時造影

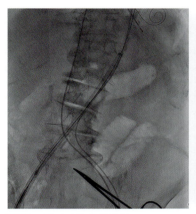

図6 デバイスの挿入①

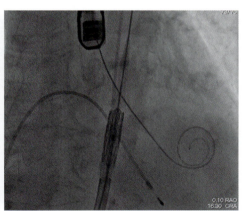

図7 デバイスの挿入②

めバルーン拡張前にテストしておく．

　rapid pacing（160～180 bpm）下にバルーン拡張を行う．CTでの弁輪計測がボーダーラインなどによりTAVI弁のサイズが決定していないときは，前拡張時に同時造影を行ってサイジングを行う（バルーンサイジング，図5）．その際に適切なバルーンのサイズ選択を行うことと，バルーンが最大に拡張しているタイミングで造影を行うことが重要である．

　前拡張後，AR，AVB，デバイスランディングゾーンの破裂などの合併症のモニタリングを心エコーまたは大動脈造影で行う．合併症が発生したときに迅速に対応するため，前拡張前にクリンプは終了しておくことが重要である．

⑦ デバイス挿入

　CommanderデリバリーシステムとクリンプしたSapien 3をデリバリーする．loaderが停止するまでloader assembryをE-sheathに挿入し，「Edwards」のロゴを上に向けデリバリーシステムをE-sheath内に，生体弁がシースから出るまで進める（図6）．

　E-sheathのハブを通過したら，loaderを引き戻す．Sapien 3がE-sheath内を通るときには抵抗があるため，強い押しの力が必要となることが多い．下行大動脈の直線部分で，バルーンロックを

オフにし，警告マーカーが見えるまで，バルーンカテーテルを引き戻し，弁のアライメントを開始する．黄色のマーカーを超えないようにする．バルーンロックをオンにし，位置調整ホイールを用いて，生体弁を弁アライメントマーカーの間に位置させる（図7）．

⑧ デバイスデリバリー

さらにデバイスを進めていく．デバイスが大動脈弓の屈曲にさしかかったら，Commander デリバリーシステムの flex ホイールを回して，システムを大動脈弓に合わせて屈曲させる．大動脈の屈曲による抵抗があるため，術者の動きに合わせた助手のサポートが必要になる．あらかじめ助手に指示を出しておく必要がある．

👁 Watch out

デバイスデリバリー時の助手の役割

このとき，第一助手はワイヤーを強く抑えすぎるとワイヤーが左室内から引けてきてしまうので注意が必要である．反対にワイヤーを抑えずに完全にフリーにしていると強い屈曲などでデバイスデリバリーが困難になるか，ワイヤー全体が左室内に押しつけられすぎてしまう．

助手は基本的にはワイヤーをフリーにしつつ，左室内のワイヤーのたわみを注視して，ワイヤーのたわみと大動脈の屈曲に合わせて，適宜ワイヤーを抑えることがポイントである．大動脈の屈曲が強いときには，術者が Commander デリバリーシステムを進めるタイミングに合わせてワイヤーを少しだけ引きの力を与えると，デリバリーが楽になることがある．

しかし，ワイヤーを抑えただけでもワイヤーが引けてくることがあるため，助手は慣れるまではワイヤーを「引く」ことは避けたほうがよい．

Ⅲ デバイス弁通過から止血まで（位置決め・留置・デバイス抜去・シース抜去）

実践のポイント

- 弁通過から留置までの過程はできるだけスムーズに行えるように準備する.
- この過程では，ワイヤーが抜けたり，押し込んで左室を損傷しないように左室内のワイヤーの位置を常に意識する.
- 生体弁のショートニングは拡張の最終段階で心室側に認めるものの，初期段階での位置決めが確実にできていれば問題ない.
- シースの抜去時に大きな抵抗があるときは腸骨動脈の損傷の可能性があるため，対側よりワイヤーを挿入し合併症の対応が迅速にできるよう準備する.

① 弁通過から位置決めまで

デバイスの弁通過の前に，左室内のワイヤーが適切な位置にあることを再度確認する．また弁通過から位置決め，弁の留置までは一連の手技となり迅速に行う必要があるため，周りのスタッフに弁通過し留置を行うことを周知し，それぞれの準備ができていることを確認する.

弁通過時には flex カテーテルの先端チップと生体弁が接触していることを確認する．flex カテーテルの先端チップと生体弁の間に隙間があると，その部分で kink し弁通過が困難になることがある．弁通過時にあまり強く押しすぎると生体弁が左室内に飛び込んでしまい，その勢いで左室を損傷することもあるので慎重に行う．自己弁の高度石灰化，horizontal aorta，BAV の省略などにより弁通過が困難な場合は，①distal flex や partial flex の調整，②ワイヤーの押し引きなどを行い先端チップの角度を変えると容易に通過することがある．最終的には他のアプローチ部位より BAV を追加することを検討する.

生体弁の通過を確認した後に flex カテーテルを引き戻し，flex チップの先端をトリプルマーカーの中央にポジショニングする.

> **👁Watch out**
> flex カテーテルの引き戻し，flex チップのポジショニングの手技のときは，ガイドワイヤーが抜けないように注意を払い，また生体弁の位置も大きく動かないように気をつける.

生体弁の位置決めは自己弁に対し同軸にポジショニングすることが極めて重要である（図 1）．同軸にポジショニングしていないと最終的に人工弁が斜めに留置されたり migration の原因となることもある．同軸にポジショニングするためには，distal flex 機能の調整，ワイヤーの押し引き，デリバリーシステム自体の操作を行う.

生体弁を留置する高さについて，手技マニュアルではセンターマーカー下部が annulus plane 上に位置している状態もしくはセンターマーカーの長さの半分程度上下に位置している状態で留置をすると記載があるが，筆者らは annulus plane に対しセンターマーカー半分程度上，もしくはセン

III TAVIを実践しよう（Sapien使用の実際）

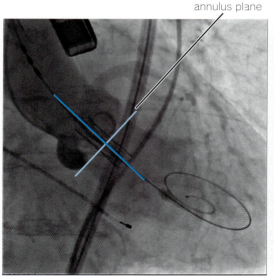

図1 annulus plane

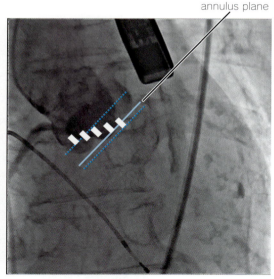

図2 生体弁の留置の微調整
annulus planeに対し高めに留置することが望ましい．

ターマーカー1個分から1個半分上のポジションで留置を始めている．少し高めに留置することで術後のペースメーカ植込み率が減少した印象がある．留置する高さの調整には微調整ホイールを使用してもよい（図2）．

一連の位置決めでflexカテーテルとトリプルマーカーの位置がずれることがあるため，ポジショニングが終了後，flexカテーテルがトリプルマーカーの中央にポジショニングされていることを再確認する．

> **Tips**
> Sapien 3留置の際は初期の留置段階からバルーンをゆっくりと拡張することが生体弁の安定した留置のコツである．拡張開始から半拡張まで約10秒の速度が目安である．

② 留置からデバイス抜去

留置の際は下記の順に行う．
①人工呼吸器の停止（全身麻酔時など可能時）
②rapid pacing開始
③血圧，脈圧の低下を確認し，続けてルーンショットを行い弁の位置を最終確認
④ゆっくりとデリバリーシステムのバルーンを拡張し弁を留置し，完全に拡張した状態で約5秒保持しバルーンを収縮
⑤バルーンの収縮を確認しpacingを中止
⑥人工呼吸器を再開し，ただちにデバイスを引き上げる

生体弁の留置後，エコーなどで留置後の評価，合併症の評価をしたのち手技を終了する場合はデバイスの抜去を行う．

デリバリーカテーテルの抜去は大動脈の損傷を避けるため，必ずdistal flex，partial flexを完全

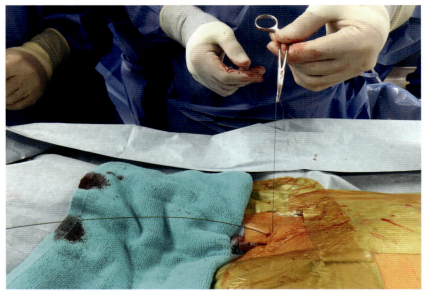

図3　穿刺部の出血の確認

に解除した状態で行う．左室内のワイヤーを抜去する際は，左室内の組織を保護する目的と，留置した生体弁を保護する目的で，pigtail カテーテルなどを使用し愛護的に抜去する．

③ シース抜去まで

　ワイヤーを残しておくと腸骨動脈などの損傷を起こした際などにどのような対応でも迅速に行うことができるため，シースの抜去は必ずワイヤーを挿入したまま，シースそのものはねじらないように抜去する．シース抜去後，血管造影などで腸骨動脈損傷の有無を評価する．ここで問題がなければワイヤーも抜去し穿刺部血管の止血を行う．

　シースの抜去時に大きな抵抗があるときは腸骨動脈の損傷の可能性があるため，対側よりワイヤーを挿入したり，場合によってはバルーンまで待機させ，合併症の対応が迅速にできるよう準備する．

④ 止血

　14Fr，16Fr のエドワーズエクスパンダブルイントロデューサーシース（E-sheath）は，通常 1 本の Perclose Proglide で止血可能である[1]．Perclose Proglide で止血をする際，まず，ワイヤーを血管内に残したままシースを抜去する．同時にあらかじめかけておいた縫合糸を 2 本同時に引き上げ，穿刺部からの出血の有無を確認する（図3）．このとき止血されていれば，問題なく止血できる．

文献
1）Kodama A, et al：Comparative data of single versus double proglide vascular preclose technique after percutaneous transfemoral transcatheter aortic valve implantation from the optimized catheter valvular intervention（OCEAN-TAVI）japanese multicenter registry. Catheter Cardiovasc Interv 2017；**90**：E55-E62

3 経心尖アプローチ（TA）

実践のポイント
- ドレーピング後に経胸壁心エコーで心尖部位置を確認して開胸位置を決定する.
- 心尖部縫合は針のカーブに沿って深く心筋にかける.
- 手技を進めるうえで経食道心エコーのライブ画像が有用である.

① TA アプローチと使用できるデバイス

　TA アプローチは大腿アクセス不良の患者に対する代替アプローチの1つであるが，TF システムの low profile 化に伴い，その数は減少している. しかし，順行性で操作性に優れており，いまだ有用なアプローチである. TF に比べて侵襲が大きいことは否めないが，習熟した術者ならシンプルな TA 症例は手術時間 30 分台で終了し，最短術後 3 日で自宅退院することも可能である.

　2018 年 6 月現在，本邦で TA アプローチ用に使用できるのは Sapien XT のみであるが，本書が刊行される時期には Sapien 3 の導入が予定されている. Sapien 3 では人工弁が変わるだけではなく，シースが 18〜20Fr と細くなり（Sapien XT は 24〜26Fr），デリバリーシステムの構造も変更される. 人工弁留置方法をはじめ，本項で示す手技に少し変更が加わることに留意していただきたい.

② セットアップ

　手術施行の際のセットアップはハイブリッド手術室の大きさや形状で異なる. 透視装置のアームは通常患者の右側に置く. 心尖部操作とデバイス操作を行う術者とシースを保持する助手が患者の左側に立ち，バルーン拡張やカテーテル操作をする助手が患者の右側に立つ.

　通常は全身麻酔下で行い，経食道心エコーを使用する. 分離肺換気は不要である.

　ほとんどの症例では通常の仰臥位で行うが，術前 CT で心尖部が左側方に偏位している症例では，左背側に枕等を入れてやや右に傾けるのがよい. 左上肢は体幹に密着させず少し離しておくと，いざというときの創部の延長が容易である.

　ドレーピング後に清潔カバーをつけた経胸壁心エコーで心尖部位置を確認し，皮膚切開や肋間開胸位置を決定する. ドレーピング前にマーキングしてもよいが，消毒時にマークが消えたりドレーピング時にずれたりすることがある.

☞ Tips
　切開位置は，術前 CT や入室後の経胸壁心エコーで目途をつけておき，その部分へのアクセスが容易にできるように体位取りやドレーピングを行うことが重要である.

3 経心尖アプローチ（TA） 81

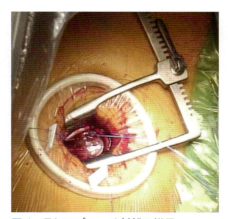

図1 TAアプローチ創部の様子
開胸器によって運針操作などが制限されることがあるため，開胸器はなるべくlow profileで幅の狭いものが好ましい．

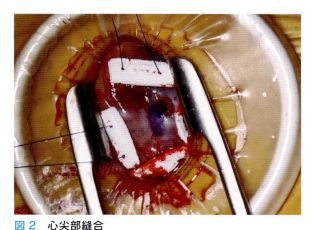

図2 心尖部縫合
紫でマークした部分が，経食道心エコーで同定した穿刺部位．穿刺部位を囲むように大きくマットレス縫合を置く．プレジェットのサイズは約20×10 mmであり，マットレス縫合の幅は約15 mmで，針の刺入点と刺出点距離は20 mm以上であることがわかる．

③ 開胸と心尖部露出

5〜7 cmの皮膚切開を置き，肋間開胸を行う．心膜を切開したら心嚢内にソフトティシュリトラクターを入れる．心嚢内に入れることで心膜が吊り上がり，吊り上げ糸が不要になる．開胸器を用いる場合は，縫合操作などの邪魔にならないようなるべくlow profileなものを選択するのがよい（図1）．やせた患者では一度開胸器をかけると肋間が広がり，開胸器を外しても十分な視野が得られることが多い．

心尖部の露出が不十分な場合は，心嚢内（通常横隔膜上）に濡れたガーゼを入れることで心尖部を持ち上げ視野の中心に置くことができる．

④ 心尖部縫合と心外膜ペーシング留置

まず心尖部（穿刺予定部位）を指で押して経食道心エコー長軸像で圧迫部位と大動脈弁が一直線上にあることを確認する．心尖部から少しずらしたほうが一直線になることもあり，その場合は穿刺部位を心尖部からずらす．次に同部が左前下行枝から1.5 cm以上離れていることを確認する．左前下行枝が近ければ側方にずらす．

穿刺予定部位にマークをして，それを囲むようにプレジェット付き2-0 polypropylene糸（36 mm針）で2つのマットレス縫合を置く（図2）．この際，針のカーブに沿ってできるだけ深くかけることが重要である．心表面の脂肪が多い場合は脂肪越しに糸をかけざるをえない．その際は左前下行枝損傷を避けることと確実に深く心筋にかけることに注意をする．

> ☞ Tips
> Re-do症例の際は心膜の上から心尖部縫合糸をかけてもよい．Re-doでも癒着がほとんどないこともあるため，穿刺部の心膜をはがして癒着していることを確認したうえで心膜越しにかける．

ペーシングは経静脈ペーシングでもよいが，筆者らは心外膜ペーシングを用いている．手術時に使用するバイポーラーペーシングワイヤーを心筋縫合の内側に置いている．ペーシング閾値を確認したら，ペーシングワイヤーを動かさないようにタオル等でカバーしておく．

⑤ 穿刺とワイヤリング

ヘパリン投与後に心尖部を穿刺する．この際心室中隔に沿うように針を進めるのがコツである．経食道心エコーで穿刺針が見える場合は，針を中隔に沿うような角度に変えてからワイヤーを通す．ガイドワイヤーを中隔に沿わせて進め，大動脈弁を通過する．

大動脈弁を通過した後にワイヤーを動かして，経食道心エコーで僧帽弁逆流の増加がないことを確認する．逆流増加があればワイヤーが腱索に絡んでいることを疑って，ワイヤーを通し直す．逆流増加がなくとも収縮期の前尖引きつれやワイヤーが収縮期に僧帽弁側に跳ねる所見があれば，腱索に絡んでいる可能性がある．

腱索との絡みがないことを確認したら，6 Fr シースを上行大動脈に置き，JR4 カテーテルを下行大動脈横隔膜レベルまで進めて，stiff wire を同部に置く．

> 👁**Watch out**
> ワイヤーが大動脈弁を通過したら，経食道心エコーでワイヤーと腱索の絡みがないことを必ず確認する．絡みが疑わしい場合はワイヤーを引いてやり直す．

⑥ シース留置と保持

デリバリーシースを左室内に挿入する．約 4 cm の目盛りが心筋で隠れるくらいの深さまで入れる．深すぎると拡張時のバルーンとシースが干渉する可能性があり，浅すぎると途中で抜ける可能性がある．アングルも重要であり，大動脈弁に一直線に向かうようなアングルで保持する（図 3）．内筒を抜く際にガイドワイヤーが抜けやすいため注意を要する．

⑦ バルーン大動脈弁形成術（BAV）と人工弁留置

換気を一時停止のうえ rapid pacing を開始し，収縮期圧が 50 mmHg 以下になったことを確認してから，バルーン拡張を行う．冠動脈閉塞の確認やサイジングが必要な際はバルーン拡張時に大動脈造影を行う．それ以外の際は，造影はもちろんバルーンを full inflation に拡張させる必要もない．バルーンを完全にしぼませてからペーシングを止めて，換気を再開する．順向性で弁を通過しやすいため，弁口面積が比較的大きい場合（たとえば 0.5 cm² 以上）は BAV を省略してもよい．

人工弁留置も rapid pacing 下で行う．1/3 ほどバルーン（人工弁）を拡張した時点で大動脈造影を行い，弁輪位置や冠動脈を確認しながら適切な位置に動かして，ゆっくり拡張を行う[1]．完全に拡張させた後 3〜5 秒カウントして，バルーンをしぼませる．その後は BAV と同様である．TA アプローチでは人工弁位置の微調整が容易であり，Sapien XT 弁では石灰化の程度にもよるが 8 割拡張時くらいまでは人工弁を動かすことが可能である．

弁留置時にバルーンをゆっくり拡張することは正確な位置決めや弁輪破裂予防に重要であるが，rapid pacing 時間が長いとその後血行動態の回復が遅れることがある．心臓マッサージや PCPS のタイミングを遅らせないためにも低血圧時間をリアルタイム把握しておくことが重要である．モニ

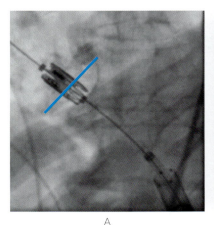
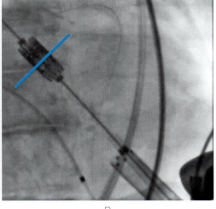

図3 シース，ワイヤーと弁輪ラインの関係
A：シースが大動脈弁方向をまっすぐ向いておらず，ガイドワイヤーと人工弁が弁輪ラインと直行していない．留置前にBのように修正することが望ましい．
B：シースが大動脈弁方向をまっすぐ向いており，ガイドワイヤーと人工弁が弁輪ラインと直行している．より正確な留置が行いやすい．

ターにタイマーを表示したり，タイムキーパーがカウントするのがよい．

⑧ シース抜去と心尖部止血

　薬剤またはペーシングで降圧して，収縮期血圧100 mmHgでシースを抜去する．抜去後は術者か助手が指で孔を押さえつつ，もう1人が縫合糸のターニケットをゆっくり締める．ターニケットで止血が得られていることを確認したら縫合糸を結紮する．糸を締めすぎると心筋が裂けることがあるため，止血が得られる最低限の締めにとどめる．適宜追加縫合を置く．筆者らは，出血がなくても心筋断面が露出している場合は，術後のoozingや遅発性仮性瘤を防ぐために3-0 polypropyleneで巾着縫合をかけ心筋断面を埋めるようにしている．

⑨ ドレーン留置と閉胸

　心尖部の止血確認後，心膜は開放のままかラフに縫合する．胸壁止血の確認をして，ペーシングワイヤーの固定とドレーン留置〔当院（東京ベイ・浦安市川医療センター）では左胸腔内に1本のみ〕を行う．術後疼痛管理目的で肋間神経ブロックを行う．筆者らは閉創前に長時間持続性の鎮痛薬を1回使用するだけで良好な疼痛管理が得られている．肋間にカテーテルを留置して鎮痛薬を持続注入することや傍脊椎ブロックなども有用である[2]．

文献
1) Pasic M, et al：Transapical aortic valve implantation in 194 patients：problems, complications, and solutions. Ann Thorac Surg 2010；**90**：1463-1470
2) 入嵩西　毅：TAVIの麻酔管理：経心尖アプローチ（TA）—TA-TAVIを成功させるための循環管理と術後疼痛管理．LiSA 2015；**22**：460-466

コラム　TAVI時代に心臓外科医はどうあるべきか

　2013年10月に経カテーテル的大動脈弁留置術（TAVI）が保険償還され，大動脈弁狭窄症（AS）に対する治療の選択肢が増え，それに伴い治療環境も変化している．以前からハートチームは重要視されていたが，実際にハートチームを形成し，臨床の現場でその力が発揮されるのは，TAVIの導入が初めてと言っても過言ではない．「TAVI時代に心臓外科医はどうあるべきか」は，「ハートチームの一員としての心臓血管外科医の役割は」ということであり，TAVIだけではなく，今後の構造的心疾患（structural heart disease：SHD）治療を含めたすべての心臓治療においても重要な課題である．

　ハートチームにおける外科医の役割は，①外科的大動脈弁置換術（SAVR）の適応・手術成績を示すこと，②大腿動脈アプローチ（TF）における大腿動脈の露出，緊急時の外科的手術への対応，③経心尖アプローチ（TA）などのalternative approachである．

症例検討における役割

　まずカンファレンスにおいて，TAVIの適応をSAVRの経験を基に心臓血管外科医の視点で意見することである．今後TAVIの適応が拡大されていく中で，短期成績だけでなく長期成績までAS患者に最善の治療を提供するために，内科医と外科医のコミュニケーションは重要であり，症例ごとに議論し，適切な治療を選択すべきである．

TAVIにおける外科医の役割

　大腿動脈の露出は，基礎的な外科トレーニングを受ければ可能な手技である．しかしTAVIの合併症に対する緊急手術は，頻度は低いものの，弁輪破裂などの大動脈基部修復手術，ガイドワイヤー等による左室損傷に対する修復，弁脱落に対する弁摘出，急性大動脈解離の手術，腸骨動脈損傷の修復など複雑な手術を要求される．当院（名古屋ハートセンター）ではTAVIの経験数の増加に伴って，手技の簡略化や治療の低侵襲化を図るようになり，大腿動脈露出から穿刺法へ，全身麻酔から局所麻酔へと変化し，通常のTFにおいて外科的手技は不要となった．配置する人員も削減していく中でも，外科医の役割として緊急時の外科的手術は残っており，ハートチームの外科医は，TAVI治療に参加し，緊急手術に対応できる体制が必要である．そのためにはTAVIに習熟することと同時に心臓血管外科手術全般の技量を身につけるための幅広いトレーニングが必要である．

alternative approachでの役割

　TAなどのalternative approachは，ハートチームとして習得しておくべき技術である．留置などのカテーテル手技は比較的容易であるが，TFと比べ症例数も少ないため，治療間隔が長くなることも多く，手技に慣れるまでに時間がかかることが問題である．特に心尖部の操作は，限られた術野で高い左室圧の心筋に，心拍動下で運針するという通常の心臓手術で遭遇しない状況であり，新たな手技と認識して習得するべきである．

　また，直接大動脈アプローチ（DA）や経鎖骨下動脈アプローチ（TSc）もTA同様に症例は少ないが，アプローチが限られる症例も存在するため，治療選択肢として重要である．

　TAVI時代の心臓血管外科医は，従来求められる手術技術の習得と同時に，TAVIなどSHDインターベンションへ積極的に参加し，その知識・技術の習得を求められており，双方をうまく習得するバランスが重要と考える．

Evolut R 使用の実際

C

1 Evolut R のサイジング

実践のポイント

- 大動脈弁複合体全体の解剖を理解して，人工弁のサイズを決定する．
- 留置後の人工弁周囲逆流を減らすためには，oversizing ratio を参考として，少し大きめの人工弁を留置する．
- 冠動脈閉塞が懸念される小さい Valsalva 洞症例や aortic angle が大きい症例は留置時には注意が必要である．

---

① 基本的な考え方

　正しいサイズを選択するには，人工弁と対象症例の解剖構造への深い理解が必要となる．Evolut R は，自己拡張型ナイチノール製フレームにブタ心膜が縫いつけられている第二世代デバイスである．Evolut R の特徴は，supra-annular position で，弁輪部で優れたシーリングが得られるように，第一世代の CoreValve と比べて，シーリングスカートが延長されている．

　図 1 に大動脈弁複合体（aortic valve complex）の模式図を示す[1]．3 枚の弁葉付着部の最下点を結ぶ仮想の底部リングで構成される平面での弁輪面積，長径，短径，周囲長を総合的に参考にしながら，人工弁のサイズを決定する．Evolut R の場合，面積より弁輪周囲長の計測がより重要となる．Evolut R の生体弁サイズおよび適応症例選択基準を図 2 に示す．

　Evolut R のサイズ決定にあたり特に注意すべき点を以下で解説する．いずれにしろ，重要なことは，弁輪の大きさだけでなく，大動脈弁複合体全体の解剖を考慮して最終的にサイズを決定することである．

② 留置後の人工弁周囲逆流（PVL）をいかに抑えるか

　人工弁周囲逆流（perivalvular leakage：PVL）を減らすためには，少し大きめの人工弁を留置するのがポイントである．図 3 に，oversizing rate と PVL の関係を示す（2018 年 5 月時点では Evo-

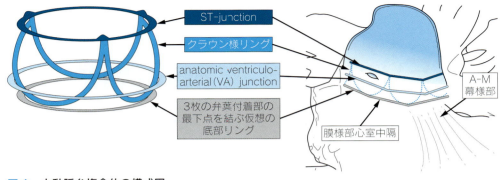

図1 大動脈弁複合体の模式図

Evolut R			
サイズ	23 mm	26 mm	29 mm
アクセス血管径	5.0 mm		
弁輪径 a	18〜20 mm	20〜23 mm	23〜26 mm
弁輪外周長*	56.5〜62.8 mm	62.8〜72.3 mm	72.3〜81.7 mm
Valsalva 洞径 b	≧25 mm	≧27 mm	≧29 mm
Valsalva 洞の高さ c	≧15 mm	≧15 mm	≧15 mm

a 弁輪径
b Valsalva 洞径
c Valsalva 洞の高さ
d フレームの高さ
（〜45 mm，パドルを含まない）

＊弁輪外周長＝弁輪径×π

図2 Evolut R の生体弁サイズと適応症例の選択基準
（日本メドトロニック社提供）

lut R の oversizing rate と PVL のデータは出ていないため，第一世代の CoreValve のデータで解説している）．この研究では oversizing rate が 15％以上となれば PVL は有意に少ないと報告されている．表1に Evolut R の，適応下限と上限での oversizing ratio を示す．15％以上の oversizing rate を保持するには，適応範囲上限よりも余裕があったほうが良好なシーリングが得られ，PVL の減少が期待できる．

sizing ratio＝CoreValve perimeter − annular/annular perimeter

また，留置された Evolut R の位置によってもシーリングされる場所が異なってくるため，左室流出路の大きさも計測して，適切なシーリングが得られるかどうかも注意が必要である．

弁輪から左室流出路まで連続する石灰化や特に，複数の石灰化が存在する場合には，石灰化部分で十分なシーリングが得られないこともあるので，特に oversizing rate が低い症例で PVL が懸念される．

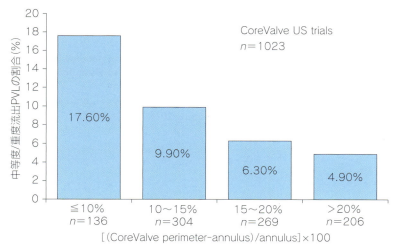

図3 sizing ratio と中等度/重度 PVL の関係
(Popma J : Optimal Valve Sizing Algorithms for Self-Expanding TAVR, TCT 2014)

表1 Evolut R oversizing ratio (%)

Evolut R	23 mm	26 mm	29 mm
perimeter ; 直径×3.14 mm	72.2	81.64	91.06
弁輪　適応下限 mm（%）	56.5（27.8）	62.8（30.0）	72.3（25.9）
弁輪　適応上限 mm（%）	62.8（15.0）	72.3（12.9）	81.7（11.5）

③ 小さい Valsalva 洞/冠動脈プロテクション

　弁輪周囲長にあった人工弁のサイズが入るだけの Valsalva 洞の大きさがあるかどうかが問題となる．特に日本人では，小さい Valsalva 洞の症例が多いため注意が必要である．Evolut R では，冠動脈までの高さの規定はないが，規定より小さな Valsalva 洞径に留置した場合，自己弁が Valsalva 洞に収納されず冠動脈を塞栓してしまうため，冠動脈閉塞のリスクが懸念される．また，後拡張時の aortic root rupture の可能性がある．冠動脈閉塞を正確に予期することは困難とされているが[2]，理論的には，左冠尖，右冠尖方向に短い Valsalva 洞で，かつ弁尖・弁腹に石灰化がある症例は注意が必要である．

④ aortic angle が大きいかどうか

　CoreValve，Evolut R ともに，aortic angle の推奨は，経大腿動脈アプローチの場合，70°以下が推奨されている．しかしながら，50°以上の aortic angle でも，手技成功に影響を及ぼすとの報告もあり，aortic angle が大きい症例で CoreValve，および Evolut R を使用するときには注意が必要である[3]．

88　Ⅲ　TAVI を実践しよう（Evolut R 使用の実際）

文献

1) Bloomfield GS, et al：A practical guide to multimodality imaging of transcatheter aortic valve replacement. JACC Cardiovasc Imaging 2012；5：441-455

2) Yamamoto M, et al：Impact of preparatory coronary protection in patients at high anatomical risk of acute coronary obstruction during transcatheter aortic valve implantation. Int J Cardiol 2016；217：58-63

3) Abramowitz Y, et al：Aortic angulation attenuates procedural success following self-expandable but not balloon-expandable TAVR. JACC Cardiovasc Imaging 2016；9：964-972

2 経大腿動脈アプローチ（TF）

実践のポイント

- 目標植込み深さ 3〜5 mm で展開を開始する．control pacing 下（90〜120 bpm）で最初の 1/3 を展開してシステムが弁輪に接触するまではハンドルをゆっくり回し，造影を行いながら弁の位置を調節する．
- 弁輪接触前であれば位置の調節は前後に可能であるが，弁輪接触後に弁の位置を調節することは困難である．状況に応じ，リキャプチャー機能（3 回まで）を使用して位置を再調節する．
- 弁輪接触後 1/3 を展開した後から point of no recapture 部前までは自己弁および留置する生体弁が機能しない．そのため素早く展開していき，位置の確認と同時に血圧の戻りを確認する．
- point of no recapture 部直前に造影して弁の機能を確認する．そしてガイドワイヤーを軽く引いてシステムのテンションを解除した後に弁のポップアップを防ぐためシステムを押しながらデバイスをリリースする．
- システム回収時はノーズコーンが生体弁のフレームに接触しないように，ワイヤーを引き，ノーズコーンがセンタライズしたのを確認してからシステムを生体弁手前まで引き戻して回収する．

① 穿刺とシース挿入

穿刺は通常どおり，総大腿動脈を大腿骨頭レベルで穿刺する．Evolut R の場合，CoreValve の場合と比較して血管穿刺を，より水平角度で行うことで，デリバリーシステム挿入をよりスムーズに行うことが可能である．これは弁収納部のカプセルと InLine シースに段差が形成されているためである．特に肥満患者などアクセス血管内に血栓やプラークが壁在している患者に有効である．なお，穿刺の方法としては血管合併症を防ぐ目的で造影ガイド下穿刺法，血管エコーガイド下穿刺やクロスオーバーテクニックなどが用いられることもある．

シースは症例によって 14 Fr シースと InLine シースを使用する場合と 18 Fr シースのみを使用する場合とに分かれる．14 Fr シースを挿入する場合は最小アクセス血管径が 5.0 mm で許容されるため，より適応の拡大を図れるが，2 度のシース交換を必要とすることから手技はやや煩雑となる．強い蛇行や高度石灰化が見受けられるアクセス血管において，下肢血管径に余裕がある場合は 18 Fr シースの挿入が推奨されており，この場合は手技中のシースの交換は不要である．それぞれのシースにおける特徴を表 1 に示した．

表1 18 Fr と 14 Fr のシースの特徴と使い分け

シース径 シース交換回数	18 Fr シース使用時	14 Fr シース使用時
	~22 Fr outer diameter	true 18 Fr outer diameter
高度石灰化	○	×
強い蛇行	○	×
狭小血管	×	○
手技の簡略化	○	△
穿刺部出血	少ない	多い

② loading 後からデリバリーまで

a. loading 後

　Evolut R システムでは loading 完了から最初の展開までの推奨時間を 1 時間未満としている．また，弁展開時に 3 回までのリキャプチャーが許容されているが，リキャプチャーから再度留置するまでの時間も 15 分と推奨時間が設定されており手技時間には気を配る必要がある．また，Core-Valve と異なり挿入前に生体弁が適切に loading されているか，透視下で以下の項目に注意して確認する必要がある．

①パドル：2 つのパドルがポケットの中でパドルアタッチメントから等間隔である．
②アウトフロークラウン：パドルアタッチメントに対して平行，かつ一直線である．
③カプセル：全体が一直線であり，歪みがない．マーカバンド（ノード）すべてが一直線上に均一に見える．

　不適切 loading の例を図 1 に示す．

b. デリバリー

　挿入時には，必ずフラッシュポートを上向きにした状態で InLine シースとカプセルが接触していることを確認して進める．接触していないと段差が形成されシース挿入部および血管損傷を起こす原因となりうる．大動脈弁輪まで進める際にデバイスのハンドルを握るとシャフトのスパインを血管に沿って進めることができない可能性があり，ハンドルは掌に乗せてカプセルとノーズコーンの位置を確認して進める．

> **👁 Watch out**
> 　石灰化が強い症例ではノーズコーンとカプセルの間にギャップが生じる可能性があるので，無理に押し進めず以下の方法を検討する．
> ①手前に引いて 90° 回転させる
> ②硬いガイドワイヤーへの交換
> ③18 Fr のイントロデューサーシースへの交換
> ④pigtail カテーテルに硬いワイヤーを通して大動脈弓を通過させる
> ⑤代替アプローチを検討

2 経大腿動脈アプローチ（TF）

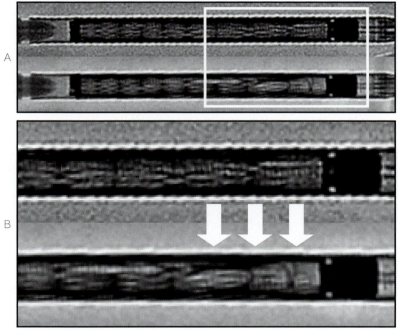

図1　不適切 loading の例
A：loading 直後の生体弁を透視下で観察したものである．
B：A の白い枠で囲んだ部分の拡大．矢印で示した部分では，収納された生体弁のクラウンが平行かつ一直線上でないことがわかる．

③ 弁通過から留置まで

a. デバイス弁通過

　システムを自己弁輪までデリバリー，シャフトは大動脈弓の大彎を沿うように通過させ安定性を保つ．システムは患者弁輪と同軸にし，自己弁輪とカテーテルのマーカバンドの位置関係を調整する．この位置関係は理想的には3つの Valsalva 洞が一直線上になるように調節し，カプセル先端のX線不透過マーカーがまっすぐな線として見えるようなアライメントである．しかし，2つのアライメントが同じ角度で一致しない場合はX線不透過マーカーがまっすぐに見える角度を優先する．

b. 留置

　生体弁を目標の植込みの深さ 3～5 mm（ノード 0 からノード 1）に達するまで進めたら（図2A，図3）最初の1/3をゆっくりと展開していく．Evolut R では CoreValve と違いハンドルを反時計方向に2回ほど回転させることで1：1対応で展開が開始していくため，より慎重に手技を行う必要がある．

　当院（豊橋ハートセンター）では，留置の安定性を高めることと予期しない心室性期外収縮を予防するため，生体弁の展開中は control pacing（90～120 bpm）を行っている．展開が始まったら適宜造影により留置位置を評価，必要に応じて位置の調整を行う（図2B）．この位置調整は拡張していく生体弁が弁輪に接触するまで調整が可能である（図2B・C）．

　弁輪接触後は生体弁を引き上げるのは可能なことがあるが，心室側には前進できない．位置が不

92　Ⅲ　TAVIを実践しよう（Evolut R使用の実際）

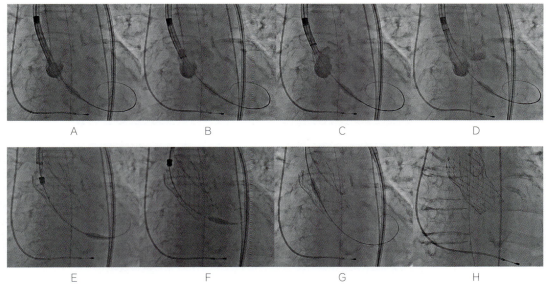

図2　留置の手順

良と判断したら，左室内に深く留置した場合はリキャプチャーして再留置可能だが，弁輪部より上位になった場合はEvolut Rを完全に弁輪から引き上げて大動脈弁そのものを巻き込まないようにリキャプチャーして再留置する必要がある．弁輪接触から，point of no recaptureまでは生体弁は完全に展開されていないため，生体弁が機能せず血圧が低下するので，最初の1/3展開時とは異なり，速やかに展開していく必要がある（図2D）．

　point of no recaptureの直前まで展開した後は位置の確認と同時に血圧の上昇を確認する．その，point of no recapture直前で生体弁の位置と機能を大動脈造影と心エコーで評価して，留置可能と判断したら生体弁のズレを防止するため，展開前にシステムへのテンションを解除する．ガイドワイヤーを引き，システムを前に押しつけてノブをゆっくりと回してパドルをリリースする（図2E）．パドルがアタッチメントからリリースされない場合は外れるまでシステムをゆっくり前進させる．この際に，決して回してはいけない点が，以前のCoreValveシステムと異なる．システム抜去時にノーズコーンが生体弁に引っかからないようにガイドワイヤーを引いてノーズコーンがフレーム中心に来るように誘導する（図2E・F）．その後，システムを生体弁手前まで引き戻してからカプセルがノーズコーンをキャッチするまで戻してから抜去する（図2G・H）．

④ 手技に関する全般的注意事項

a．ポップアップしないために

　Evolut R展開時，通常3〜5 mmの深さ（ノード0からノード1の間）で展開を開始するが，CoreValveと同様に留置位置が低いと房室ブロック発症と関連するため可能な限り弁輪部に近い位置での留置を心がけたい[1]．しかし，留置位置を弁輪部に近くする場合は，ポップアップしてしまった際に生体弁のmigrationを引き起こすリスクが高くなる．特に図3に示したようにCoreValveからEvolut Rに移行して目標留置位置がノード1〜ノード1.5からノード0〜ノード1と浅く設定され，生体弁のinflow形状が丸みを帯びた構造を有しており，CoreValveと同様に留置所直後のポッ

2 経大腿動脈アプローチ（TF）　93

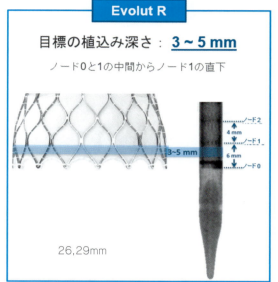
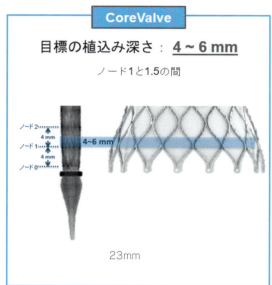

図3　Evolut R と CoreValve の目標植込み深さの違い
（日本メドトロニック社提供）

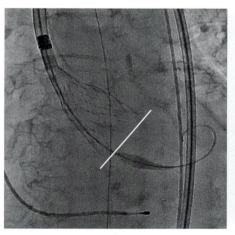
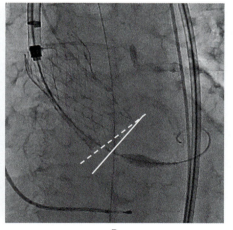

A　　　　　　　　　　　　　　　　　　B

図4　ポップアップが起きた症例
control pacing 下に生体弁を展開しており，留置直前までは適切な深さ留置できていたが（A），パドルリリース直後に NCC 側の inflow 部がポップアップしていることがわかる（B）．
この症例では留置後造影で軽度の弁周囲逆流を認めたのみだったので，生体弁の回収および追加留置は行わなかった．

プアップに対する懸念は問題点として残る．ポップアップ例を図4に示す．

b. 前拡張の必要性

　生体弁留置前に大動脈弁バルーン拡張術（BAV）を施行することは生体弁の通過困難，生体弁挿入時の心拍出量低下に伴う血圧低下の予防に有効であると考えられる．ただしBAVに伴うまれな合併症である急性大動脈弁逆流，弁輪破裂などのリスクも考慮する必要があるため，弁輪径の短径を

III TAVI を実践しよう（Evolut R 使用の実際）

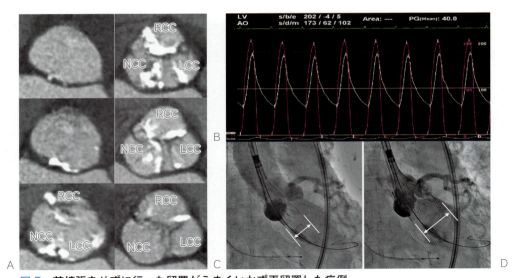

図5　前拡張をせずに行った留置がうまくいかず再留置した症例
本症例は弁の石灰化がそれほど高度でなく（A），心エコーでの平均の圧較差も 40 mmHg であった（B）．前拡張することなく，直接留置を試みたが，LCC 側の展開不良を認め，自然経過にても改善しなかった（C）．このため再回収を行い，BAV を施行後に再留置したところ，良好な弁の拡張が確認された（D）．

超えないバルーンサイズを選択することが推奨されている．左室大動脈間の平均圧較差が 60 mmHg 以上まで進行しているものは石灰化も高度であると予想され，前拡張を推奨する基準値として用いられている．実際に Evolut R を使用するにあたり，どのような症例に対して前拡張を施行するのかについては，一定の見解は得られていない．症例を図5に提示する．

　ここまで Evolut R の手技的な特徴を述べたが，最新の知見では Evolut R US study にエントリーされた重症 AS 患者 241 症例において 30 日死亡率 2.5％，脳梗塞 3.3％，重大な血管合併症 7.5％，新規ペースメーカ植込み率 16.4％と良好な成績を残しており，今後の TAVI 主要デバイスの 1 つとして期待されている[2]．

文献
1) Petronio AS, et al：Optimal implantation depth and adherence to guidelines on permanent pacing to improve the results of transcatheter aortic valve replacement with the Medtronic Corevalve system. JACC Cardiovasc Interv 2015；**8**：837-846
2) Popma JJ, et al：Early clinical outcomes after transcatheter aortic valve replacement using a novel self-expanding bioprosthesis in patients with severe aortic stenosis who are suboptimal for surgery：results of the Evolut R U. S. Study. JACC Cardiovasc Interv 2017；**10**：268-275

3 経鎖骨下動脈アプローチ（TSc），直接大動脈アプローチ（DA）

> **実践のポイント**
> - 鎖骨下動脈アプローチは，「左」鎖骨下動脈アプローチを基本とする.
> - 鎖骨下動脈アプローチにおいて，冠動脈バイパス術後で内胸動脈が開存している場合は，注意を要する.
> - 直接大動脈アプローチは，なるべく上行大動脈の lateral から，そして石灰化のない部分からアプローチするようにする.

① 非 TF アプローチの適応となる患者

　患者が TAVI の恩恵を最も受けることができるアプローチが経大腿動脈アプローチ（TF）であることは，これまでの文献からも議論の余地はない. 十分によく選択された患者において，術後圧較差ゼロ，弁周囲逆流が軽度未満で早期離床，早期退院が可能となるためである. 2017 年ヨーロッパ心臓病学会が発行した新しい弁膜症のガイドラインにおいても，TF アプローチと非 TF アプローチで大きく位置づけが変わっているのはそのためである. 75 歳以上で少しでも外科的大動脈弁置換術のリスクがあり，TF アプローチが可能であれば，積極的に TAVI が推奨されている. 本邦において，このガイドラインをただちに適応することは適切ではないが，今後の方向性を示唆していることを理解しておく必要はあるであろう.

　TAVI デバイスの low profile 化により 9 割以上の症例において，TF アプローチが可能となった一方で，腸骨大腿動脈に問題のあるボーダーライン症例で TF アプローチによる TAVI を行い血管合併症が生じてしまっては本末転倒である. 血管合併症のリスクを抱えながら TF アプローチを行うよりは，代替アプローチを選択したほうが，より短時間に合併症なく終える可能性が高いので，決して代替アプローチを選択することを躊躇するべきではない.

② 経鎖骨下動脈アプローチ

a. 鎖骨下動脈アプローチルートの選択

　Evolut R を自己弁に対していかに同軸性に留置するかが重要となるこの手技においては，左鎖骨下動脈を第一選択とすべきである. TF アプローチのようにデバイスが大動脈の大彎側を通りながら弁輪部へアプローチすることが可能となる. 一方，右鎖骨下動脈アプローチも不可能ではないが，特に horizontal aorta では同軸性が取りにくく推奨されない. 大動脈基部の角度が 30° 未満の場合は右鎖骨下動脈アプローチ可能とされているが，そのような角度の患者はほとんどいない. また，右鎖骨下動脈アプローチでは，右総頸動脈をまたぐので脳血流という観点からも望ましいアプローチではない.

b. シースの選択

　18 Fr シースを使用しても，InLine シースを使用してもどちらでも手技可能である．ただし，血管もカットダウンで露出されているため，血管径が許容されるのであれば，18 Fr シースの使用が推奨される．その際は，耐 kink 性の強いシースが好ましく，Cook 社の Check-Flo が使用されることが多い．

　18 Fr シースを挿入する際，先に大動脈弁を通過しておき，左室内に stiff wire を挿入したうえで 18 Fr シースを進める方法と，上行大動脈基部に stiff wire を留置した状態で進める方法がある．左室内に stiff wire を挿入した状態を極力短くしたいと考える筆者は，後者を選択している．いずれにしろ，シースの先端とダイレーターの先端との距離の差を十分に留意しておく必要がある．

　冠動脈バイパス術後の患者で，開存した左内胸動脈がある場合は注意を要する．虚血性の合併症を避けるためには，18 Fr シースを使用する場合は 7.5 mm 以上の血管径が，InLine シースを使用する場合は 6.5 mm 以上の血管径が推奨される．もし，内胸動脈の血流障害による虚血徴候が出現したら，十分な血流が確保されるようシースの位置を内胸動脈起始部より末梢側まで引くなど調整する．

c. ハイブリッドオペ室でのセッティング

　術者や機材の配置については，十分にハートチーム内で検討しておく必要がある．初症例前に十分なシミュレーションを行うことが推奨される．図 1A のパターン①または②が一般的な配置である．

d. 実際の手技

　鎖骨下動脈をカットダウンにて露出後，鎖骨下動脈を直視下に穿刺，8 Fr シースを留置し，JR カテーテルを用いて上行大動脈に stiff wire を留置した後，18 Fr シースを挿入．この際，シースの先端が必ず鎖骨下動脈入口部を超えて，大動脈に数 cm 以上入ったところまで進めるようにする．

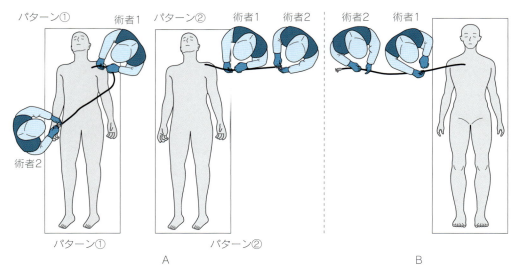

図 1　各アプローチのセットアップ
A：経鎖骨下動脈アプローチの際のセットアップ
B：直接大動脈アプローチの際のセットアップ

3 経鎖骨下動脈アプローチ（TSc），直接大動脈アプローチ（DA）　97

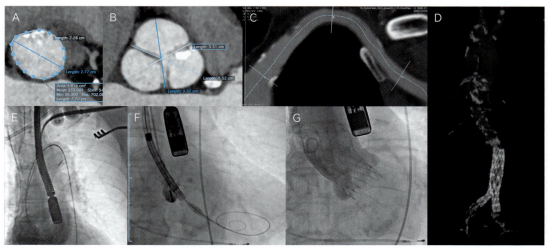

図2 Evolut R 29 mm で治療した経鎖骨下動脈アプローチの TAVI
A：面積 4.62 cm², 周囲長 77.0 mm, 最小 22.6 mm, 最大 27.7 mm, 平均 25.2 mm
B：Valsalva 洞　35.2 mm/33.7 mm/35.1 mm
C：左鎖骨下動脈の径は良好，石灰化もわずか．
D：内骨格のステントグラフト後であり，腸骨大腿動脈の血管性状もよくないため鎖骨下動脈アプローチとなった．
E：18 Fr シースを挿入．
E：Evolut R 29 mm の展開開始時の位置．
F：最終留置後の最終造影（弁周囲逆流はごくわずか）．

InLine シースを使用する際，第1肋骨を通過するときに抵抗を感じることが多いのでそこは丁寧に進める．ノーズコーンとそれに続くカプセルフレアに分離が生じたら決して押さず，少し戻って 90° 回転する．
　その後の手技は，TF アプローチと大きく変わることはない（図2）．弁留置後，ノーズコーンを上行大動脈で回収した後，18 Fr シースに収納することを忘れないようにする．

③ 直接大動脈アプローチ

　TF アプローチおよび TSc アプローチが適さない症例において直接大動脈アプローチを考える．症例により小胸骨切開（図3A）あるいは小開胸（図3B）かを選択する．いずれの方法においても，経心尖アプローチのような心膜および心筋切開は必要ではない．

a．直接大動脈アプローチルートの選択

　小胸骨切開，小開胸いずれにおいても，直接大動脈アプローチを行うための共通の確認項目として，以下の4点が重要である．
①大動脈弁輪部から大動脈アプローチ部位との距離が最低 6 cm 以上あること（可能であれば 7 cm）（図3C）
②上行大動脈の前面ではなく，なるべく側壁からアプローチすること
③大動脈アプローチ部位に石灰化がないこと（指診可能な軟組織があること）
④アプローチ部位およびデリバリールートに右内胸動脈または開存した右内胸動脈グラフトがないこと

III TAVIを実践しよう（Evolut R 使用の実際）

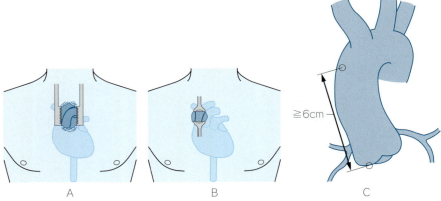

図3　直接大動脈アプローチの方法および穿刺点の目安
A：小胸骨切開術
B：小開胸術
C：直接大動脈アプローチの際の穿刺点の目安

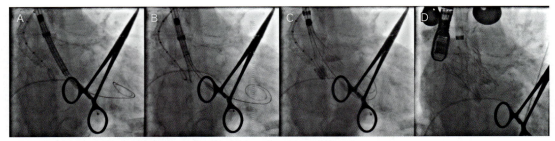

図4　Evolut R 26 mm で治療した直接大動脈アプローチのTAVI
A：展開初期．
B：生体弁が少しずつ展開．
C：最終リリースするために18 Fr シースを十分引いておかないといけないことに注意を要する．
D：最終リリース後．同軸性が取れて，良好な結果に終わっている（弁周囲逆流はごくわずか）．

　そのうえで症例ごとに小胸骨切開と小開胸どちらがより適切かを検討することになる．簡単な原則としては，CT 上，脊椎と重ねて，それより右側に上行大動脈が走行していれば，小開胸を，重なっていれば小胸骨切開をまず考える．小開胸は右第2肋間からアプローチ，5 cm 程度切開する．小開胸のほうが視野は小さいが，同軸性は取りやすい．そのため，horizontal aorta の場合は，小開胸がよい．また，再開胸例，特に冠動脈バイパス術後では，小開胸のほうがよい．静脈グラフトはあまり側壁から出ていないが，右内胸動脈使用例では注意を要する．また，COPD 患者では，可能であれば小胸骨切開を選択する．

b．シースの選択

　この手技では，原則18 Fr シースを使用する．シースをいかに安定化させるかが極めて重要となるため，1人が必ずシースの管理のみを行うのがよい．Cook 社の Check-Flo のほうが滑りにくいため安定しやすい．大動脈内にはシースの先端を2 cm くらい入れておくようにする．その際，わかるように先端から2 cm くらいのところでシースにシルクの糸をかけておくとよい．また，シースが深く入りすぎないように，シースの先端近くにバンパーをつけておく．

c. ハイブリッドオペ室でのセッティング

術者や機材の配置については，十分にハートチーム内で検討しておく必要がある．初症例前に十分なシミュレーションを行うことが推奨される．図1Bのパターンが一般的な配置である．

d. 実際の手技

小胸骨切開，小開胸いずれかの方法にて大動脈を露出後，大動脈を直視下に穿刺するが，その際，無冠尖に入れたマーカー pigtail カテーテルにて弁輪部からの距離を測定するのがよい．また，大動脈に放射線不透過のクリップをかけておくと透視上のマーカーになってよい．8 Fr シースを留置し，JR あるいは AL を用いて大動脈弁をクロスして，左室内に stiff wire を留置した後，18 Fr シースを挿入．この際，シースの先端が必ず大動脈内に 2 cm ほど入ったところまで進めるようにする．

その後の手技は，型どおりである（図4）．注意点は，デバイスを展開していく際，18 Fr シースを途中で十分に引いておかないと，デバイスのリリースができない点である．そのため，デバイスを進めていく際は，InLine シースはドッキングさせないで 18 Fr シース内に進めていくようにする．

D

TAVIの麻酔

1 全身麻酔

実践のポイント

- （超）高齢，ハイリスク症例なので，周到な麻酔計画が必須である．
- 麻酔導入後の低血圧に注意する．また，速やかな覚醒を目指す．
- 各局面での血行動態の変化を予測し，早めの対応を心がける．
- 常に突発的な合併症を念頭に置き，チーム全体で迅速に対処する．
---

① 全身麻酔か局所麻酔か？

局所麻酔と比較した全身麻酔の利点と欠点を**表1**に示す[1,2]．現時点で麻酔法により死亡率や重大合併症発生率に差はないが，経験の蓄積やデバイスの進化，低侵襲化への流れにより全身麻酔から鎮静併用の局所麻酔への動きが見られる．

② 術前評価

麻酔科医の視点から見た術前評価のポイントを**表2**に示す．

表1 全身麻酔の利点と欠点

利点	欠点
患者の不快，不安がない	所要時間が長い
確実な不動化が得られる	導入・覚醒に伴う循環変動がある
気道が確保される	昇圧薬の必要量が多い
二酸化炭素の貯留や誤嚥がない	気道確保や換気が困難な症例がある
経食道心エコーの使用が可能	覚醒遅延の可能性
急変時の対応を早くできる	ICU滞在日数や入院日数が長い
	意識を脳循環のモニターとして使用できない

表2　術前評価のポイント
1．一般状態，理学所見
・心不全症状や大動脈弁狭窄症状（労作時呼吸困難，狭心痛，失神）の有無
・日常の活動度，認知機能障害やせん妄の有無，CABG 等の既往歴
・STS スコア，EURO II スコア
2．生理学的検査
・心リズム，伝導障害の有無
・心エコー所見：大動脈弁狭窄の重症度，EF，左室壁厚，他の弁疾患，肺高血圧の有無
・冠動脈の評価，心筋虚血リスクの有無
・呼吸機能，腎その他の臓器障害の有無
3．特に危惧される合併症
・冠動脈閉塞，弁輪破裂，弁周囲逆流，rapid pacing 後の心機能低下等のリスク，など
4．術前の投薬等
・抗凝固療法の有無
・β遮断薬，スタチンを服用していれば術前まで継続する
・長期利尿薬投与や術前禁飲水による循環血液量の減少にも注意

③ 全身麻酔の手順

　経大腿動脈アプローチ法（TF）での当院（帝京大学麻酔科）における全身麻酔の手順を例示する．麻酔法に正解はなく，各自が慣れ親しんだ方法で問題ないであろう．

a. 術中モニターは何を使用するか

　標準モニター以外に，観血的動脈圧測定，経食道心エコー，BIS，INVOS，非侵襲的心拍出量モニター（フロートラック），CVP，$ScvO_2$を用いている．

b. 麻酔導入の手順

①末梢静脈路確保，使い捨て除細動パッドを貼付．
②左橈骨動脈より動脈圧ライン確保（右腕からの PCI の可能性を考慮）．
③フェンタニル 50μg，レミフェンタニル（0.1μg/kg/min），ミダゾラム 2 mg，セボフルランにより緩徐に導入後，ロクロニウム（0.6 mg/kg）投与．

> **👁Watch out**
> 　投与の際には，麻酔導入による前・後負荷の減少による低血圧を警戒し，予防的なα刺激薬投与も考慮する．プロポフォールは導入後の低血圧をきたしやすいのでなるべく使用しない．

④気管支シリンジによるリドカイン噴霧ののち McGRATH で気管挿管（挿管刺激による循環変動を避けるため）．
⑤経食道心エコープローブ挿入．
⑥内頸静脈よりプリセップカテーテルと 6 Fr シースを挿入．
⑦シースより透視下に経上大静脈用ペーシングカテーテルを右室に挿入．

> **👉Tips**
> 　当院では右室の穿孔を避けるため，バルーンを 0.5 mL inflation したままロックし，ペーシングの作動を確認している．

102　Ⅲ　TAVIを実践しよう（TAVIの麻酔）

c.　術中管理のポイント

①（超）高齢者に対して速やかな覚醒を期待して，レミフェンタニル（0.05〜0.2μg/kg/min）とデスフルランで維持する．TAVI術後のMRI検査では無症候性の脳梗塞が多く報告されている[3]ため，術後の神経症状の早期発見が望ましい．

②術後のせん妄や認知機能障害を予防する観点から，BISを40〜60に維持する．

③術後嘔気嘔吐の予防のためデキサメタゾン（6.6mg），術後鎮痛のためにアセトアミノフェン（15mg/kg）を投与する．

④手技中はヘパリン（初回量125単位/kg）によりACT 250秒以上を維持する．

⑤終了前に経食道心エコーと血管造影により血管損傷の有無を確認する．

⑥手技終了後はヘパリンと等量のプロタミンを投与する．

> 👁**Watch out**
> プロタミン投与に際しては，急速投与による血圧低下に注意する．

⑦抜管前にスガマデクス（4mg/kg）とフルマゼニル（0.2〜0.5mg）を投与し，十分な覚醒と自発呼吸を確認したのち抜管する．

④ 循環管理のポイント[4]

a.　基本は血管内容量の維持とα刺激薬

　術中は経食道心エコー所見と心係数を参考に十分な血管内容量を維持する．そのうえでノルアドレナリンの持続投与（0.02〜0.2μg/kg/min）とフェニレフリンのボーラス投与（50〜100μg）により，麻酔導入時から積極的に血圧の低下を防ぐ．また，低心機能症例では必要に応じてβ刺激薬（ドブタミン）を使用する．

b.　各局面での循環管理

①rapid pacing時の血圧を50mmHg以下に抑え，かつrapid pacing後の低血圧の遷延を防ぐため，rapid pacing直前の収縮期圧を100〜120mmHgの間にコントロールする．

②各手術操作に伴う合併症（表3）を診断し，早めの対応を心がける．麻酔科医は異変をいち早く察知・分析し，チーム全体に発信する．

表3　術中操作に伴う合併症

操作	合併症
左室内へのワイヤー留置	・心室性不整脈，僧帽弁逆流，左室穿孔
人工弁の大動脈弁通過	・血圧低下，房室ブロック
rapid pacing 終了時	・自己心拍再開の遅延，徐脈，VT/VF ・収縮能の低下，高度低血圧の遷延
balloon valvuloplasty	・房室ブロック，大動脈弁逆流による低血圧と心不全（→引き続き弁留置を行うか補助循環が必要かを判断）
deployment	・弁輪破裂，大動脈解離，冠動脈閉塞，心タンポナーデ，弁脱落 ・deploy後半の血圧低下（CoreValve），房室ブロック

③弁留置後は，血圧上昇が見られたらニカルジピンの持続投与を開始する（1〜10 mg/hr）．ただし術前の心機能によってはノルアドレナリンやドブタミンの継続投与が必要である．

5 経心尖アプローチ（TA）の管理

TA では TF と違って痛み刺激が強い．術後は疼痛管理や呼吸管理が課題となる．状況によっては抜管せず集中治療室で管理する．

> 👁 **Watch out**
> TA は出血量も多いので血管内容量減少に注意が必要である．

TA の術後痛対策として，局所浸潤麻酔，NSAIDs，アセトアミノフェン，ivPCA 等を用いた多面的な鎮痛対策が必要である．傍脊椎ブロックや硬膜外ブロックは有用だが，出血のリスクを伴う．

文献
1) Mayr NP, et al：Sedation or general anesthesia for transcatheter aortic valve implantation（TAVI）. J Thorac Dis 2015；**7**：1518-1526
2) Maas EH, et al：General or local anesthesia for TAVI? A systematic review of the literature and meta-analysis. Curr Pharm Des 2016；**22**：1868-1878
3) Pagnesi M, et al：Silent cerebral injury after transcatheter aortic valve implantation and the preventive role of embolic protection devices：A systematic review and meta-analysis. Int J Cardiol 2016；**221**：97-106, 2016
4) Afshar AH, et al：Periprocedural considerations of transcatheter aortic valve implantation for anesthesiologists. J Cardiovasc Thorac Res 2016；**8**：49-55

2 局所麻酔

実践のポイント
- 局所麻酔の適応やセッティングを各施設のハートチームで検討する.
- 鎮痛と鎮静の両方が重要である. 鎮痛は不十分にならないように確実に行う.
- 鎮静薬による呼吸抑制や血圧低下に注意する.

---

① 局所麻酔の適応

a. アプローチ

経大腿動脈アプローチ（TF）が局所麻酔の適応となる. 経心尖アプローチや直接大動脈アプローチは侵襲が大きく, 局所麻酔での施行は適さない.

b. 気道, 呼吸器系

局所麻酔では気管挿管や陽圧換気を避けることができる. そのため低肺機能患者, 特に重症の喘息, 間質性肺炎, 巨大ブラや肺瘻がある症例はよい適応となる. 逆に重症の胃食道逆流がある場合（食道癌手術後など）で仰臥位でも逆流症状がある場合など, 鎮静によって誤嚥の可能性がある症例は全身麻酔が安全である. また挿管困難の患者は術中に全身麻酔が必要になった場合に迅速な対応が難しくなるので, ハートチーム内で麻酔法を討論するべきである.

c. 経食道心エコー

術中に経食道心エコー（TEE）を行う場合は強い鎮静が必要であり, 気道の安全性や患者の苦痛の面から全身麻酔より難易度が高いため TEE 施行率が低くなる. 局所麻酔下では術後の中等度以上の大動脈弁閉鎖不全症が増加したとする報告があるため[1], TEE を施行しない場合には経胸壁心エコー（TTE）や血管造影での診断が重要となる.

② 基本セッティング

a. モニタリング, ブラッドアクセス（麻酔科）

当院（慶應義塾大学麻酔科）では非侵襲モニタリング（心電図, パルスオキシメーター, 非観血的動脈圧測定）と観血的動脈圧測定を全症例で行っている. カプノメータは早期に無呼吸や気道閉塞を検知することができるので有用である.

ブラッドアクセスは末梢静脈ライン 1 本以外に, 中心静脈カテーテル 1 本（大腿静脈）を挿入している.

表 1　TAVI 術中の呼吸管理のリスクマネジメント（慶應義塾大学）

1. **全身麻酔への移行に備える**
   術中に危機的状況となった場合に備えて，いつでも全身麻酔に移行できるようにしておく．麻酔器，呼吸器回路，喉頭鏡，気管チューブは麻酔担当医がすぐに使用できるように準備しておく．
2. **気道確保**
   鎮静を行う場合は常に無呼吸や上気道閉塞のリスクがあるので，エアウェイやラリンジアルマスクなどの声門上器具を準備しておく．

b. 術中呼吸管理

　当院では術中，経鼻カニューラか酸素マスクで酸素投与を行っている．ただし術中の気道トラブルは致命的なので，全症例で表1に示すような準備をしている．

③ 局所麻酔の鎮痛法と使用薬剤

a. 鎮痛法

　鼠径部の創部痛に対しては局所麻酔薬が効果的である．鼠径部にシースを挿入する際，直接穿刺して挿入する場合は浸潤麻酔のみで鎮痛が可能である．外科的カットダウンで行う場合は直接穿刺より創部が大きいため，浸潤麻酔のみでは鎮痛が不十分となる可能性がある．腸骨鼠径神経ブロックや腸骨下腹神経ブロックを行うと前者は鼠径部の皮膚知覚，後者は下腹部の皮膚知覚をブロックできる．大腿動脈開部や人工弁を留置する際に生じる血管痛に対しては，フェンタニルなどの鎮痛薬を適宜経静脈投与する．

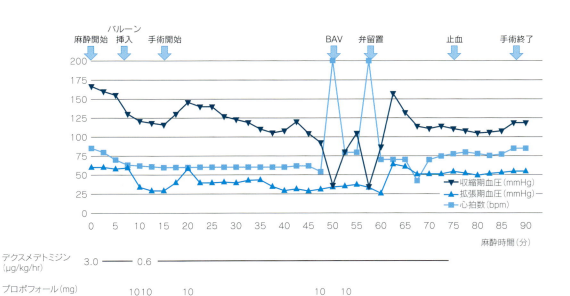

図 1　局所麻酔の TAVI の麻酔チャート例

b. 鎮静薬

　これまで報告がある薬剤はプロポフォール，ケタミン，ミダゾラム，デクスメデトミジンなどが挙げられる．それぞれの施設で使い慣れた薬剤を単独投与，もしくは組み合わせて使用する．当院ではデクスメデトミジンとプロポフォールを組み合わせて鎮静している．

④ 麻酔法の実際

　当院で行っている麻酔法の手順を以下に記す（図 1）．

①患者が入室後にデクスメデトミジンの持続投与を開始する．投与量は添付文書どおりにすると過量であることがあるので調整が必要である．当院では 2～3 μg/kg/hr で持続投与を開始し，10 分後に半分以下に減量し，その後は症例に応じて調整している．副作用として徐脈や血圧低下に注意する．フェンタニルは 25 μg ずつ投与する．

②バルーン挿入までに鎮静を行う．鎮静が不十分な場合はプロポフォールを呼吸抑制や血圧低下に注意しながら 10～20 mg ずつ投与する．

③弁留置は強い刺激を伴う場合があるので，それまでの手技のときよりも多めの鎮静薬が必要となることがある．必要であれば呼吸抑制に注意しながらプロポフォールを投与する．

④弁留置後はタイミングのよいところでデクスメデトミジンの持続静注を停止する．デクスメデトミジンの半減期は 2～3 時間のため，過量に投与すると鎮静状態が持続して，神経学的所見がとれるようになるまで時間を要する可能性がある．

文献
1）Oguri A, et al；FRANCE 2 Registry Investigators：Clinical outcomes and safety of transfemoral aortic valve implantation under general versus local anesthesia：subanalysis of the French Aortic National CoreValve and Edwards 2 registry. Circ Cardiovasc Interv 2014；**7**：602-610

さまざまな条件における
TAVI実践のポイント

E

---

1 局所麻酔下のケース（術者より）

> **実践のポイント**
> - 低侵襲であり手技時間の短縮につながるが，経験豊富な施設での施行が推奨される．
> - 局所麻酔に静脈麻酔を併用し，経胸壁心エコーを用いることで安全に手技を施行できる．

① 概要

　局所麻酔下に穿刺法で行われるTAVI（経大腿動脈アプローチ，TF-TAVI）は，従来の全身麻酔＋カットダウンによるTAVIと比べさらに低侵襲な手技である．ヨーロッパではTF-TAVIは通常局所麻酔下で行われている[1,2]．また，呼吸機能（肺）が悪く全身麻酔のリスクが高い患者への治療が可能となる[3]．さらに術後の回復がより早く，手技時間の短縮にもつながる．

　一方で，表1のような注意点があるため，経験豊富な施設での施行が推奨される．筆者の私見であるが，20〜30症例ほどの経験を経て，チーム全体が手技の流れに習熟したころに局所麻酔へ移行するのがよいのではないかと考えている．術前から血行動態が不安定な場合や，僧帽弁閉鎖不全症の重症度が高い症例では，術中に心不全が増悪することがある．全身麻酔に移行する手間により対応が一歩遅れるリスクが危惧される場合は，事前にハートチームで相談して最初から全身麻酔で手技を行うことを推奨する．

表1　TAVIを局所麻酔下に行うメリットと注意点

メリット	注意点
・麻酔導入による血圧低下がない ・呼吸機能が悪い患者でも手技が可能 ・術後回復が早い ・手技時間が短縮	・麻酔の深度によっては患者の体動あり ・TAVI弁の留置時の呼吸性変動 ・経食道心エコーが見られない ・重大な合併症発生時に全身麻酔に移行する必要あり ・止血デバイスPerclose Proglideに熟達している必要あり

消毒 　　　　　　　　　　　　　　ドレーピング後

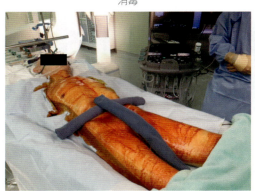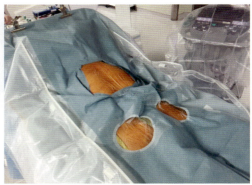

図1　ドレーピング

② 消毒・ドレーピング

図1に具体例を示す．両鼠径部に加え，万が一緊急開胸手術への移行を余儀なくされたときのために，前胸部も消毒してドレーピングしてある．

③ 麻酔方法

局所麻酔に加え，静脈麻酔による鎮静を行う（p105も参照）．当院（慶應義塾大学）ではデクスメデトミジン，フェンタニル，プロポフォールを使用することが多い．シースやデリバリーシステムの挿入・抜去時に体動が見られることがあるため，穿刺部付近の入念な局所麻酔が望ましい．また，TAVI弁を留置する際に，呼吸とともに画面が多少変動することになるが，それが原因で弁の留置位置がずれることは通常なく，慣れてしまえば問題ない．

④ 局所麻酔下TAVIのデメリット

1つは，経食道心エコーができないことであろう．大動脈基部破裂や心タンポナーデといった重篤な合併症の発見が一歩遅れてしまうリスクがある．そのため，高い手技成功率が維持できる，ということが局所麻酔でTAVIを行うことの原則となる．海外では経胸壁心エコーを代わりに用いることが一般的であり，術中の弁周囲逆流や心嚢液貯留の評価などに使われている．ただし，仰臥位のみで評価しなければならないため習熟が必要である．

⑤ 止血の実際

止血デバイスに慣れておくことがとても重要である．Perclose Proglide（図2）を使用し，大口径シースを挿入する前に血管内に縫合糸を通し結び目を体外に出しておく．手技終了時シース抜去の際にその結び目を締めることで止血が完了する．

動脈の穿刺ポイントに石灰化がある場合は糸が切れやすい．また日本人に多い非常にやせた患者は，皮下組織が少ないことにより止血困難となる場合がある．そういったケースでは，対側の動脈シースを経由したバルーン止血（図3）が有効である．

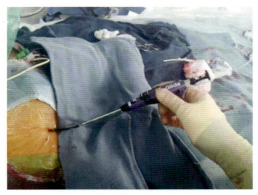

図2 止血デバイス（Perclose Proglide）

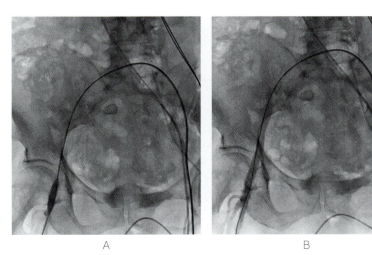

図3 バルーン止血
A：バルーンによる止血．
B：確認造影．良好な止血が得られている

文献
1) D'Errigo P, et al：Outcome after general anesthesia versus monitored anesthesia care in transfemoral transcatheter aortic valve replacement. J Cardiothorac Vasc Anesth 2016；**30**：1238-1243
2) Hyman MC, et al：Conscious sedation versus general anesthesia for transcatheter aortic valve replacement：insights from the national cardiovascular data registry society of thoracic surgeons/american college of cardiology transcatheter valve therapy registry. Circulation 2017；**136**：2132-2140
3) Shimura T, et al：The incidence, predictive factors and prognosis of acute pulmonary complications after transcatheter aortic valve implantation. Interact Cardiovasc Thorac Surg 2017；**25**：191-197

2 僧帽弁人工弁置換術後のケース

> **実践のポイント**
> - TAVI 弁と僧帽弁人工弁が干渉するリスクがあるため challenging である．
> - 術前の MDCT や経食道心エコーで大動脈弁輪と僧帽弁人工弁の位置関係を把握することが重要である．
> - 弁留置の際はデバイスの特性を考慮し，慎重に位置調整を行う．

　TAVI の適応が積極的に考慮される対象として，すでに開胸・開心術の既往があり，大動脈弁狭窄症（AS）への介入が「Re-do」となるケースが挙げられる．僧帽弁置換術（MVR）後に AS が進行するケースはその一例である．

① 実行可能性について

　MVR 後症例の TAVI は一般的に challenging である．TAVI 弁が留置される大動脈弁輪〜左室流出路と僧帽弁位人工弁とが解剖学的に近接しているため，以下のような点が懸念される[1,2]．
① TAVI 弁留置時の干渉・位置のずれ（図 1）
② TAVI 弁の不完全拡張
③ 僧帽弁位人工弁への干渉・機能障害

　このような特徴から従来の大規模臨床試験では，MVR 後の症例は除外されてきた[3]．したがって，データは乏しいが，複数の症例報告で手技的な工夫を行うことで安全・有効に TAVI を施行できたことが報告されている[1-7]．

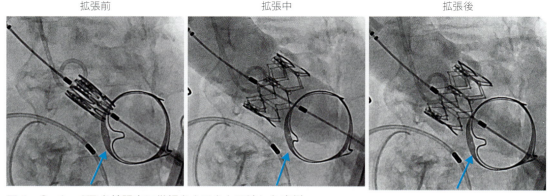

図 1　Sapien XT 弁拡張中に僧帽弁人工弁と干渉した症例
左室流出路に張り出した僧帽弁生体弁のストラットを拡張中のバルーンが押し広げている．バルーン収縮とともにストラットは元の位置に戻り　その後の僧帽弁機能異常はなかった．また slow inflation を行うことで，TAVI 弁のポップアップも生じなかった．

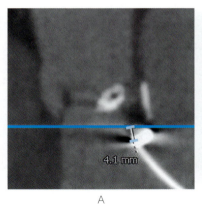 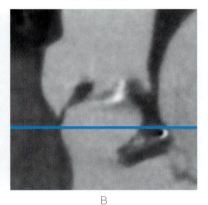

A   B

図2　大動脈弁輪と僧帽弁人工弁との位置関係
症例Aでは大動脈弁輪（濃い青ライン）と僧帽弁人工弁との距離（4.1 mm）内にTAVI弁を留置する．症例Bは僧帽弁人工弁のストラットが大動脈弁輪に近接しており，TAVI弁の留置が困難な症例と考えられる．

一方で，留置時に弁が上方へシフトし大動脈内に塞栓を生じた（embolization）報告[1]や，TAVI弁が干渉することで僧帽弁位人工弁の機能不全を生じた報告[8]などもあり，慎重に行う必要がある．

② MVR後TAVIの実践と留意点

a. 術前評価

　術前評価で重要な点は，TAVI弁が留置される大動脈弁輪と僧帽弁位人工弁との位置関係を把握することである．大動脈弁輪と僧帽弁人工弁のハウジングは近接しており，TAVI弁が深く留置されると干渉するリスクがある．どの程度の深さまで許容されるかを事前に把握しておく必要がある．また僧帽弁位人工弁の種類によって左室流出路への張り出し具合が異なる．機械弁ではSt. Jude Medical社の人工弁やCarbo Medics社の人工弁は比較的張り出しが少ないが，On-X社の人工弁はハウジングの高さがありその分張り出しが大きいと言われている．さらに生体弁では交連部のストラットが左室流出路に突出していることが多く，バルーン拡張型TAVI弁では拡張時に干渉するリスクがある[1]．

　これらを把握する方法としては経食道心エコーやMDCTが有用である（図2）．

　また術前のMDCTを用いて大動脈弁輪を一直線にみる透視角度（perpendicular view）を予測することが可能だが，さらにこれを同一面上で回転させて大動脈弁輪と僧帽弁人工弁の位置関係がわかりやすい角度を把握することができる．

b. 術中の注意点

　まず前拡張のリスクが高くなければ，前拡張の際のバルーンの挙動でバルーン拡張型TAVI弁がどの程度ポップアップするかが予想できる．TAVI弁の位置決めは慎重に行う．術前MDCTで計測した僧帽弁人工弁ハウジングの位置より深くならないように，逆に弁輪から外れて塞栓を生じないように気をつける．このとき，前述のようにperpendicular viewを回転させて，大動脈弁輪と僧帽弁人工弁の分離がよいviewを用いることも可能である．バルーン拡張型TAVI弁は，留置の際にslow inflationを心がけることでポップアップを最小限にすることができる．

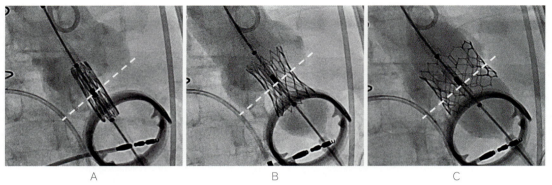

図3　僧帽弁機械弁置換後症例に対する Sapien 3 弁留置
センターマーカーを弁輪ラインに合わせて拡張を開始した（A）．拡張中に Sapien 3 下端が短縮し（B），最終的に僧帽弁機械弁と干渉しない位置に留置された（C）．

　当院（慶應義塾大学）ではルーチンで2段階拡張（2 step inflation）を行っており，特に繊細な位置調整を要する場合は40秒以上かけて slow inflation することもある．現行のバルーン拡張型 TAVI 弁の Sapien 3 は下端が短縮するので，実際には拡張前の下端での位置決めは不可能で，通常どおりセンターマーカーと弁輪ラインでの位置決めとなる（図3）．自己拡張型 TAVI 弁は，深さに注意して慎重に留置するが，現行の Evolut R であれば必要に応じて再留置が可能である．

> 👁 **Watch out**
> ・Sapien 3 のサイズに比して自己弁輪が小さい場合や石灰化が強い場合は，あまり短縮しない可能性があり要注意である．

　当初僧帽弁置換術後の症例は留置位置のコントロールが容易な経心尖アプローチで行うべきとされていたが，前述したような丁寧なスクリーニングを行ったうえで慎重に手技を行えば経大腿動脈アプローチでも施行可能である．ハイリスクな Re-do 症例への低侵襲治療として，大きな意義があると考えられる．

文献
1) Soon JL, et al：Transapical transcatheter aortic valve implantation in the presence of a mitral prosthesis. J Am Coll Cardiol 2011；**58**：715-721
2) Asil S, et al：Transcatheter aortic valve implantation in patients with a mitral prosthesis；single center experience and review of literature. Int J Cardiol 2016；**221**：390-395
3) Moon SW, et al：Transcatheter aortic valve implantation in a patient with previous mitral valve replacement. Korean Circ J 2014；**44**：344-347
4) Bruschi G, et al：Percutaneous implantation of CoreValve aortic prostheses in patients with a mechanical mitral valve. Ann Thorac Surg 2009；**88**：e50-52
5) Bruschi G, et al：Self-expandable transcatheter aortic valve implantation for aortic stenosis after mitral valve surgery. Interact Cardiovasc Thorac Surg 2013；**17**：90-95
6) Latsios G, et al：TAVI with the self-expandable 29 mm CoreValve prosthesis in a patient with a metallic mitral valve. Int J Cardiol 2014；**175**：e4-5
7) Zacharoulis A, et al：TAVR in patients with aortic stenosis and mechanical mitral valve. Int J Cardiol 2015；**180**：226-227
8) Acar B, et al：Fatal prosthetic mitral valve encroachment during transcatheter aortic valve implantation. Int J Cardiol 2015；**182**：235-236

3 高度石灰化

> **実践のポイント**
> - 冠動脈閉塞のリスクがある場合は，石灰化が強い弁尖の場合，ガイディングを前もって挿入する．
> - 弁輪部，Valsalva 洞破裂を防ぐため，バルーン拡張型人工弁使用の際には，血圧をしっかりと 50 mmHg 以下にコントロールする．また，拡張の最後は手元の感覚，アンギオの情報を参考に inflation 量を調整する．ただし，必ず入れる最小容積は決めておく．

本項では，大動脈弁複合体に合併する高度石灰化に焦点をあてて，TAVI 適応，主要合併症（冠動脈閉塞，弁輪部破裂，Valsalva 洞破裂，脳梗塞）に対するリスク予測因子について解説する．

① 高度石灰化に対する TAVI の適応

中等度手術リスク（STS PROM 4〜8％）を対象とした PARTNER-2 trial が報告され，外科的大動脈弁置換術（SAVR）に対する経大腿動脈アプローチ TAVI（TF-TAVI）の優位性が示されたこともあり[1]，欧米では治療適応の拡大が進んでいる．本邦でも 2016 年より Sapien 3 と Evolut R が使用可能となり，今後の適応拡大が予想される．

しかしながら，中等度リスク患者群には二尖弁，リウマチに伴う高度石灰化変性弁が多く含まれる．従来のように外科手術ができない，またハイリスクであった患者とは異なり，外科手術でも安全に治療可能である患者群が対象となるため，手技に伴う合併症には細心の注意を払う必要がある．TAVI に伴う合併症が高いと予想される場合は，ハートチームで慎重に治療適応を検討する必要がある．

② リスク予測

a. 冠動脈閉塞

TAVI における冠動脈閉塞は 1％弱と報告されており，90％以上は左主幹部に合併する．また，バルーン拡張型弁に伴う冠動脈閉塞が自己拡張型弁よりも多いが，アプローチの影響はなく発生頻度は同じである．急性冠動脈閉塞に対しては迅速な PCI，またはバイパス手術が必要とあるが，治療不成功の場合，死亡率は非常に高い[2]．OCEAN-TAVI registry でも冠動脈閉塞は 1.6％の頻度で生じており[3]，日本人は海外と比較して冠動脈の位置が低いことからも，冠動脈閉塞が予想，またはある程度リスクがある場合には，ガイディングを前もって挿入したほうが安全である．当院（大垣市民病院）では，バックアップタイプのガイディング，2 本のワイヤー，non-compliant balloon を用

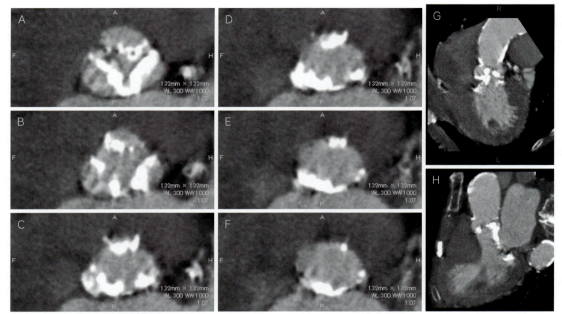

図1 重症 AS 患者（80歳代女性）
A〜C：Valsalva 洞において三尖ともに高度石灰化を認め，一部 LCC-NCC は癒合している．
D〜F：virtual basal ring において連続する石灰化を認める（12 時，4 時，6-9 時方向）．
G，H：左室流出路にかけて連続する高度石灰化を認める．

いることが多い（詳細は p141 の「冠動脈閉塞」の項を参照）．

閉塞予測因子としては，低い位置より分岐した冠動脈，狭小弁輪，狭小 Valsalva 洞が挙げられる．一般的に冠動脈の高さ 12 mm がカットオフとなることが多いものの，12 mm 以上あっても閉塞する症例は一定数あり，注意を要する．

石灰化ボリュームが多い石灰化弁が冠動脈を塞ぐ症例はしばしば報告されており，分厚い石灰化弁に対してより注意が必要となる．3DCT によって冠動脈の高さだけでなく石灰化分布，Valsalva 洞の大きさ，人工弁サイズを含め多角的に閉塞リスクを評価する必要がある．

b. 弁輪部破裂，Valsalva 洞破裂

弁輪部破裂は高度石灰化を伴う大動脈弁狭窄症（AS）に合併しやすく（図1），緊急開胸手術が必要になるケースもあり重篤な合併症である．直近の大規模レジストリー，メタアナリシスでは 1％弱まで減少し[4,5]，Sapien 3 を用いた SOURCE 3 Registry では緊急開胸手術 0.6％まで改善している[6]．CoreValve や Evolut R といった自己拡張型の人工弁において発生頻度は非常に少ないが，後拡張時に弁輪部破裂を合併したという報告が多い．

弁輪部破裂の予測因子として左室流出路（LVOT）に連続する石灰化，弁の oversizing≧20％が挙げられており[7]，また好発部位は 4-6 時方向 vulnerable area に多いと報告されている[8]．

一方，TAVI のアキレス腱である paravalvular leak（PVL）は高度石灰化を伴う大動脈弁治療後に高頻度に確認され，残存 PVL が中等度以上残ると予後不良である[9,10]．特に留置前と比較して逆流が増悪すると予後に強く影響を与えることから[10]，術前 AR をベースにどの程度まで PVL を許容するか弁輪部破裂リスクを加味して決めておく必要がある．Sapien 3 や Evolut R といった新世代デバイス治療後の中等度以上 PVL は少なくなっており[6]，Sapien XT のように弁輪部破裂リスクと残存

PVL を天秤にかけないといけない症例は減少している.

c. 脳梗塞

別項「脳血管障害」（p173）参照.

文献
1) Leon MB, et al：Transcatheter or surgical aortic-valve replacement in intermediate-risk patients. N Engl J Med 2016；**374**：1609-1620
2) Ribeiro HB, et al：Predictive factors, management, and clinical outcomes of coronary obstruction following transcatheter aortic valve implantation：insights from a large multicenter registry. J Am Coll Cardiol 2013；**62**：1552-1562
3) Yamamoto M, et al：Impact of preparatory coronary protection in patients at high anatomical risk of acute coronary obstruction during transcatheter aortic valve implantation. Int J Cardiol 2016；**217**：58-63
4) Gilard M, et al：Registry of transcatheter aortic-valve implantation in high-risk patients. N Engl J Med 2012；**366**：1705-1715
5) Genereux P, et al：Clinical outcomes after transcatheter aortic valve replacement using valve academic research consortium definitions：a weighted meta-analysis of 3,519 patients from 16 studies. J Am Coll Cardiol 2012；**59**：2317-2326
6) Wendler O, et al：SOURCE 3 Registry：Design and 30-day results of the European Postapproval Registry of the latest generation of the SAPIEN 3 transcatheter heart valve. Circulation 2017；**135**：1123-1132
7) Barbanti M, et al：Anatomical and procedural features associated with aortic root rupture during balloon-expandable transcatheter aortic valve replacement. Circulation 2013；**128**：244-253
8) Hayashida K, et al：Potential mechanism of annulus rupture during transcatheter aortic valve implantation. Catheter Cardiovasc Interv 2013；**82**：E742-746
9) Abdel-Wahab M, et al：Predictors of 1-year mortality in patients with aortic regurgitation after transcatheter aortic valve implantation：an analysis from the multicentre German TAVI registry. Heart 2014；**100**：1250-1256
10) Hayashida K, et al：Impact of post-procedural aortic regurgitation on mortality after transcatheter aortic valve implantation. JACC Cardiovasc Interv 2012；**5**：1247-1256

4 大動脈屈曲

> **実践のポイント**
> - 大動脈屈曲は術前の CT による評価が重要である
> - 石灰化がそれほど多くない場合は，シースや stiff wire による伸展が期待できる．
> - 横隔膜より上の屈曲は対側から挿入したガイドワイヤーによる伸展が有効で，横隔膜より下での屈曲はシースによる伸展に期待する．

① 大動脈屈曲によるリスク

　大動脈が屈曲している場合に TF アプローチを行うと，屈曲部における解離を生じたりデバイスが上がらないなどのリスクがある．シースでカバーされる範囲の比較的低い位置での屈曲は特に問題にならないことが多いが，シースの先端より上での屈曲は問題となることが多い．このような症例では alternative access も検討されるが，一方で侵襲度を考えると TF アプローチを選択しなければいけない場合もありうる．以下ではより安全に，いかにこのような症例でも TF アプローチを施行していくかについて解説する．

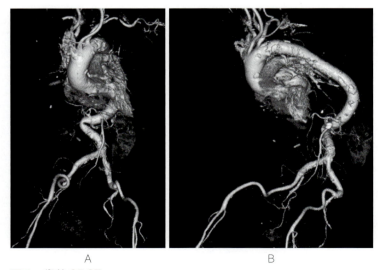

図 1　術前 3DCT
腹部大動脈の屈曲（A）および大動脈弓～下行大動脈にかけての屈曲（B）を認めた．屈曲部位の石灰化はそれほど強くないと判断する．

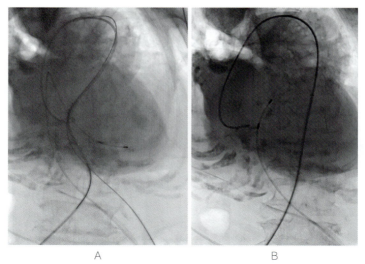

A   B

図2　術中画像
TFよりアプローチし，まずメインシースの対側の大腿動脈に6 Frの動脈シースを挿入した．続いて5 FrのJRカテーテルとRadifocusワイヤーを用いてワイヤーを先行させ，JRカテーテルを上行大動脈付近まで進めた．この状態でJR内のワイヤーをLunderquistに変更し，6 Frシースを抜去し，7 Fr 50 cmの金属アローシースを挿入した．この時点で，腹部大動脈レベルでの屈曲は伸展した（A）．6 Fr pigtailカテーテルをLunderquistに通してpigtail内にLunderquistが収まるようにして置いておく．その後メインシース挿入時にも，Lunderquistをメイン側から挿入し，メインシースを挿入した（B）．

❷ 大動脈屈曲の評価および対応

　大動脈屈曲は特に高齢女性に多く見られる解剖学的特徴で，術前のCTによる大動脈の評価が非常に重要である．どの程度屈曲しているか，屈曲部位の位置および石灰化の程度などを評価する．屈曲部位の石灰化がそれほど多くない場合は，シースやstiff wireによる伸展が期待できる．横隔膜より上での屈曲は対側からLunderquistを挿入して伸展させる方法が有効である．一方，横隔膜より下での屈曲はシースによる伸展に期待する．

　この際，シース先端が屈曲部にあたる場合があり，シースにより解離を形成するリスクがあるため，特に第一術者がシースをしっかりと保持しておくことが重要である．またデバイスを進めても動きにくい場合は無理に押さず，引っかかっている部分を大動脈壁から外すような操作をして慎重に進めていくことが重要である．

　以下，図1, 2に示す症例（90歳代女性，重症AS）で屈曲に対する対応例を示す．本例では術前CTの評価で屈曲部位の石灰化はそれほど強くなく，シースおよびstiff wireによる伸展が期待できると判断し，TFアプローチを選択している．

5 冠動脈プロテクション

> **実践のポイント**
> - TAVI弁の留置による冠動脈閉塞が懸念される場合に冠動脈プロテクションを行う.
> - 具体的には，冠動脈閉塞が生じた際にすぐに対応できるよう，ガイドワイヤー2本およびバルーンを留置しておく.
> - 実際の手技において，通常は冠動脈プロテクション目的に動脈アクセスを1つ追加することが必要となる.
> - TAVI弁留置により冠動脈閉塞が生じた際には，冠動脈ステントを自己弁よりも動脈側に出して留置する.

① 冠動脈閉塞のリスク

TAVI治療においてTHV（transcatheter heart valve）留置による冠動脈閉塞の合併はまれではあるが，起こした際は致死的となりうる[1]．冠動脈閉塞の主原因はTHVのストラットによるものではなく，弁留置により立ち上がった石灰化を伴った自己弁尖によるものがほとんどである[2]．

TAVI治療による冠動脈閉塞の予測因子として，造影CTの解析にて，①冠動脈起始部までの高さ＜10mm，②弁尖長＞冠動脈起始部までの高さ，③弁尖の高度の石灰化，④狭小なValsalva洞径が挙げられる.

一方で日本におけるTAVI治療の多施設レジストリーであるOCEAN–TAVI registryから冠動脈閉塞を完全に予測することは困難であることを報告している[3]．

以上を踏まえて，当院（大阪市立大学）ではTHV留置による冠動脈閉塞が懸念される際には積極的に冠動脈プロテクションを行うようにしている．以下にTHVの留置の際の冠動脈プロテクション方法について記述する.

② プロテクション方法

a. ガイディングカテーテル

ガイディングカテーテルは，万が一冠動脈閉塞を合併した際には起始部へのステント留置が必要となることを念頭に置いて選択する．ある程度のback up forceは重要であるが，先端形状が長いAmplatz型やバックアップタイプのガイディングを選択した際には冠動脈近位部へのアクセスがしにくくなる．またTHV留置後はストラットの影響によりガイディングカテーテルを押し掛けすることが困難となることを多々経験する．よって筆者は6Frガイドを使用し，左右冠動脈ともに通常のJudkins型を使用することが多い.

また冠動脈プロテクション目的に動脈アクセスを1ヵ所追加することが通常必要となるが，冠動

自己弁の LMT への干渉　　　　　　　ステント留置

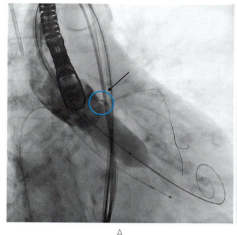
A

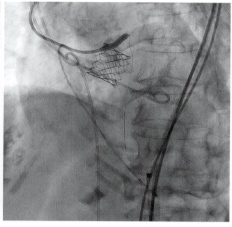
B

図 1　冠動脈プロテクションの例
A：BAV 施行時の同時造影．左冠尖が左冠動脈主幹部（LMT）に干渉している．
B：THV 留置後に左冠動脈は，閉塞はきたさなかったものの高度狭窄を認め，ステント留置を施行．

脈から外した状態のガイディングカテーテルを pigtail カテーテルの代用として使用できる利点がある．

b．ワイヤーの挿入とプロテクションの準備

　次にガイディングをかけたら，左冠動脈の際には前下行枝遠位部まで，右冠動脈の際には後下行枝または後側壁枝末梢までそれぞれ2本の冠動脈用 0.014 インチワイヤーを挿入する．そのうえで 2.0〜2.5 mm のサイズのバルーンを遠位部まで挿入する．この状態でガイディングカテーテルを ST-junction まで外すことで冠動脈プロテクションの準備は完了となる．ガイドワイヤー2本およびバルーンを留置しておくことで閉塞などの際にも安定してガイディングカテーテルをすぐさま再エンゲージすることが可能となり，留置しているバルーンを使用して閉塞部を拡張することもできる．

　実際に冠動脈閉塞をきたした際には，特に左冠動脈主幹部では血行動態は破綻しうるのでハートチームで PCPS の導入を考慮する．また，術者は迅速にガイディングカテーテルをエンゲージし，末梢に挿入していたバルーンで閉塞部の拡張を行う．またバルーン拡張だけで bail out できる可能性は低く，ステント留置を要することがほとんどである．その際は冠動脈へ干渉している自己弁をしっかりと抑えつけられるように，冠動脈起始部から大動脈に冠動脈ステントストラットが出ることを躊躇せずに留置する（図 1）．また自己弁の石灰化が強く留置した冠動脈ステントが recoil することもあるので2枚重ねでステントを留置することも考慮する．

❸ ストラットが冠動脈入口部を越えた際の対応法

　2018 年 5 月現在，日本で使用可能な THV はバルーン拡張型の Sapien 3（Edwards Lifesciences 社）と自己拡張型の Evolut R（Medtronic 社）がある．それぞれの THV 留置の際にそのストラットが完全に冠動脈入口部上縁を越えた際の対応について記載する．

a. Sapien 3

フレームデザインはコバルトクロム合金からなる 4×4 ストラット構造である．また，拡張後の THV の高さは 20 mm 弁が 15.5 mm，23 mm が 18 mm，26 mm が 20 mm，29 mm が 22.5 mm となっており，上縁のストラットは幅が大きく設計されているのでこの中をガイディングを通過させることは可能である．ただ THV 留置後に冠動脈閉塞をきたした際にはプロテクションに用いたガイディングをそのまま使用し，自己弁とストラットよりも動脈側にステントを出して留置することで対応することが一般的である．

b. Evolut R

supra-annular デザインでフレーム高が Sapien 3 と比較しても高いため，冠動脈閉塞が危惧される症例においての使用は不向きである．しかしフレームの最小セルには 10 Fr のカテーテルが通過可能なデザインとなっている．

冠動脈プロテクション方法は Sapien 3 の際と同様であるが，冠動脈閉塞をきたしたときにはフレームより大動脈側にステントを出すにはかなりの長さが必要となる．よって，血行動態に余裕のある場合にはセル越しにガイディングを再エンゲージしてからステント留置することが望まれる．

文献
1）Ribeiro HB, et al：Predictive factors, management, and clinical outcomes of coronary obstruction following transcatheter aortic valve implantation：insights from a large multicenter registry. J Am Coll Cardiol 2013；**62**：1552-1562
2）Bagur R, et al：Coronary ostia stenosis after transcatheter aortic valve implantation. JACC Cardiovasc Interv 2010；**3**：253-255
3）Yamamoto M, et al：Impact of preparatory coronary protection in patients at high anatomical risk of acute coronary obstruction during transcatheter aortic valve implantation. Int J Cardiol 2016；**217**：58-63

6 経腸骨動脈アプローチ，硬膜外麻酔

実践のポイント

- 皮膚切開は血管刺入部の直上あるいは尾側に約5～6cmで行う．
- 開腹せずに後腹膜腔アプローチで行う．
- 人工血管を介してアプローチを行った場合には安全に施行可能である．
- 刺入部からの出血コントロールには人工血管をスネアすることで行う．

　TAVIにおけるアプローチは経大腿動脈アプローチ（trans-femoral：TF）が第一選択となっているが，アクセス困難症例では他の経心尖アプローチ（trans-apical：TA），経鎖骨下動脈アプローチ（trans-subclavian：TSc），直接大動脈アプローチ（direct aorta：DA）などのアプローチが必要となる．また，術前のCTにて大腿動脈や外腸骨動脈の血管径が細く石灰化が強いなどでアクセスルートとして不向きな症例には経腸骨動脈アプローチ（trans-iliac）が選択肢の1つとなる．

① 麻酔方法

　術後の腹痛を予防するために硬膜外麻酔を併用し全身麻酔あるいはセデーション下に行う．セデーション下で行う場合は鎮痛のために硬膜外麻酔を併用する．硬膜外麻酔は第11/12胸椎間の穿刺で行う．硬膜外麻酔の利点として，①術中に意識を保ちながら鎮痛効果がある，②呼吸機能への影響が少ない，③分節麻酔が可能である，④術後の鎮痛も可能であることなどが挙げられる．

② アプローチ法

　皮膚切開は中下腹部に約5～6cmの縦切開で行う．皮膚切開の高さは刺入予定の部位よりも頭側では行わず，刺入部直上あるいは若干尾側で行う．腹直筋は切開せず傍腹直筋から後腹膜腔に到達し総腸骨動脈を露出する．

　直接穿刺にてアプローチする方法もあるが，著者らは10mmのダクロングラフトを端側吻合し経グラフトにてシースを挿入する方法を選択している．経グラフトで行うことの利点を以下に挙げる．

①直接穿刺の際の穿刺部トラブルは骨盤内の深部のため修復は困難である

②グラフトの刺入部より中枢側で2～3本のターニケットを締めることで刺入部からの出血はコントロール可能である

③術後の吻合部狭窄を起こさない

④末梢灌流はシース周囲から末梢へ流されるので保たれる

⑤通常のTFアプローチとほぼ同じ位置で操作可能であり，同様の手術手技が可能である

⑥外腸骨動脈狭窄や閉塞のある症例の場合，使用したグラフトを大腿動脈に吻合することで総腸骨動脈大腿動脈バイパスとなり加療できる

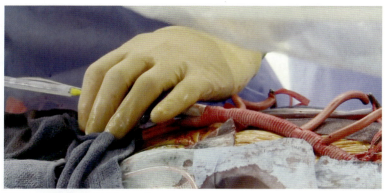

図 1　総腸骨動脈アプローチ
総腸骨動脈へ吻合した人工血管の側部から E-sheath を挿入．人工血管を 3 本の
ターニケットにてスネアし刺入部からの出血をコントロールする．

③ 手技の実際

　総腸骨動脈をテーピングし，ヘパリン投与後に前後で遮断．10 mm ダクロングラフトの断端を斜めに切断し総腸骨動脈に端側吻合を 5-0 polypropylene 糸にて連続縫合で行う．グラフトと腸骨動脈との吻合部の角度が急峻な場合には皮膚切開部よりさらに尾側に切開を置き人工血管を体外へ誘導するが，通常は皮膚切開部から人工血管を体外へ出しても挿入可能である．人工血管は大腿部にて固定し末梢側は結紮する．ガイドワイヤー，シース挿入，人工弁のデリバリーシース挿入と徐々に太くなっていくが，人工血管の側部を大きすぎないように切開し徐々に大きくしていく工夫が必要である．人工血管の末梢端ではなく側部から挿入するのは，出血量を少なくするためである．また，出血コントロールには人工血管の周りに 3 本テーピングを通しスネアすることである程度コントロールできる（図 1）．

　人工弁を deploy した後にはシースを抜去後に人工血管を総腸骨動脈との吻合部から約 1 cm 離した位置で結紮あるいは縫合閉鎖する．

　開腹していないため術後腸閉塞を起こすことはなく，術後の飲水や食事は通常の TAVI の術後と同様でよいと考える．

文献

1) Kainuma S, et al：Transcatheter aortic valve implantation：first trans-iliac experience in Japan. Gen Thorac Cardiovasc Surg 2011；**59**：273-276
2) Barbash IM, et al：Graft-free surgical retroperitoneal vascular access as bailout technique for failed percutaneous approach to transcatheter aortic valve replacement. Cardiovasc Revasc Med 2013；**14**：23-26
3) Kitahara H, et al：Modified transiliac artery approach for transcatheter arotic valve implantation. Cardiovasc Interv and Ther 2017；**32**：196-198

コラム　二尖弁への TAVI

現在までに二尖弁への TAVI 後の生命予後を検討した論文は多数あるが，三尖弁と二尖弁の TAVI 後の生命予後は変わらないというものが多い[1-3]．旧世代の Sapien XT（Edwards Lifesciences 社）や CoreValve（Medtronic 社）を用いた TAVI では術後大動脈弁逆流や血管合併症が多いと言われていたが，第二世代の Sapien 3（Edwards Lifesciences 社），Evolut R（Medtronic 社），Lotus（Boston Scientific 社，日本未承認：p58 参照）を用いた二尖弁の TAVI は合併症などの発生率は同様に低率であった[4]．

二尖弁に TAVI を行う際には，①raphe（通常石灰化を伴う），②弁尖の粗大石灰化，③不均一な弁輪の石灰化，④annulus から ascending aorta の拡張，⑤大動脈弁逆流の合併が多い，⑥各 sinus の深さが異なる，などの解剖学的特徴から三尖弁とは違った治療戦略が求められる[5,6]．二尖弁に対する TAVI の例を図 1 に示す．

まず準備段階でより重要となるのが CT による正確な石灰化や annulus の評価である．二尖弁に対する TAVI を施行した患者では CT を施行していない場合，大動脈弁逆流症が有意に増加したというデータもあり CT は重要と考えられる[2]．二尖弁の分類としては Sievers 分類があり[7]，raphe のある/なし，癒合している cusp の種類などで分類されているが，未だ Sievers 分類別による予後の違いに関してはわかっていない．

二尖弁の TAVI 弁のサイジングは三尖弁の場合よりも難しい．二尖弁は三尖弁に比し自己弁組織が元々多く，弁の外からの圧迫がより強く，弁のゆがみや破裂（rupture），塞栓（embolization）のリスクがより高いため annulus でのサイジングと比べて down sizing が推奨される．しかし，実際に二尖弁といっても一律に down sizing するだけでなく，弁葉や弁周囲の石灰化が軽度である場合は通常どおりの annular sizing にてサイジングを行うのが適当と考える．しかし，弁葉および弁輪部の石灰化が中等度もしくは高度である場合は down sizing を考えて弁輪から 4〜8 mm 上での supra-annular sizing を行うほか，commissure to commissure の距離をサイジングの参考にする．また，いずれの場合もサイジングの参考にするた

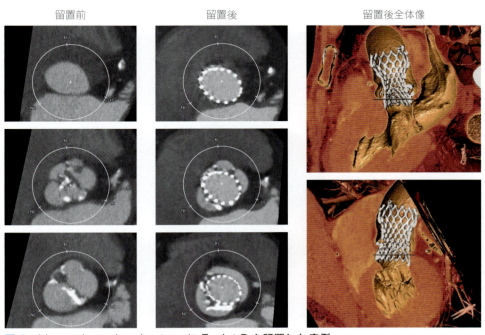

図 1　bicommissural raphe-type に Evolut R を留置した症例

めに pre dilatation を施行して同時造影にてサイジングするのが非常に有用である．

　二尖弁への TAVI は三尖弁と比べさまざまな面で難しい場合が多いが，今後より若年者へ TAVI を施行するにあたり避けて通ることができない問題である．入念な準備と戦略を練って長期予後を考えた TAVI を施行する必要がある．

文献

1) Hayashida K, et al：Transcatheter aortic valve implantation for patients with severe bicuspid aortic valve stenosis. Circ Cardiovasc Interv 2013；**6**：284-291
2) Jilaihawi H, et al：A bicuspid aortic valve imaging classification for the TAVR era. JACC Cardiovasc Imaging 2016；**9**：1145-1158
3) Costopoulos C, et al：Comparison of results of transcatheter aortic valve implantation in patients with severely stenotic bicuspid versus tricuspid or nonbicuspid valves. Am J Cardiol 2014；**113**：1390-1393
4) Yoon SH, et al：Outcomes in transcatheter aortic valve replacement for bicuspid versus tricuspid aortic valve stenosis. J Am Coll Cardiol 2017；**69**：2579-2589
5) Watanabe Y, et al：Comparison of multislice computed tomography findings between bicuspid and tricuspid aortic valves before and after transcatheter aortic valve implantation. Catheter Cardiovasc Interv 2015；**86**：323-330
6) Philip F, et al：Aortic annulus and root characteristics in severe aortic stenosis due to bicuspid aortic valve and tricuspid aortic valves：implications for transcatheter aortic valve therapies. Catheter Cardiovasc Interv 2015；**86**：E88-98
7) Sievers H-H, et al：A classification system for the bicuspid aortic valve from 304 surgical specimens. J Thorac Cardiovasc Surg 2007；**133**：1226-1233

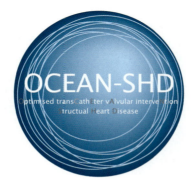

コラム　緊急 TAVI とは

ケーススタディ

　80 歳代の男性．突然の呼吸困難とショックバイタルで近医搬送された．重症大動脈弁狭窄症による急性心不全の診断で加療開始されたがショック状態が改善されず，専門的加療のために当院（仙台厚生病院）に搬送となった．

　内科的な加療に反応せず，外科的大動脈弁置換術（SAVR）が考慮されたが低心機能，肺気腫，慢性腎臓病より手術リスクが高く，緊急 TAVI の方針となった．

　バイタルサインが不安定であったため，①MDCT で弁口面積のみ評価し，アプローチはエコー，下肢造影で評価とした．システムは，②全身麻酔，経食道心エコーガイド下，③経大腿動脈アプローチ，④バルーン拡張型弁とした．⑤麻酔導入後に心肺停止したため経皮的人工心肺装置を挿入した．direct 留置し，合併症なく手技を終了した．

　バイタルサインが安定したため，手術場で抜管，人工心肺装置を抜去し，集中治療室へ帰室した．術後 12 日目に退院となった．

MDCT を撮る or 撮らない？

　事前 MDCT 解析がない場合，弁輪面積やアクセスルートの詳細が不明であるが，ショック状態で造影 CT は危険を伴うため判断に迷う．その代替となるのが経食道心エコー（TEE）である．TEE は弁および心機能，弁留置の位置を評価するだけでなく，心タンポナーデや弁輪破裂等の合併症を早期に発見することができる．アクセスルートに関しては直接大腿動脈より造影することで解決される．

全身麻酔 or 局所麻酔？

　全身麻酔での管理は人工呼吸器や TEE の術中評価を可能にし，必要に応じて緊急開胸への対応が容易であることからメリットは大きい．しかし全身麻酔導入での血行動態破綻も懸念されることから，局所麻酔を用いて覚醒しながらの TAVI も提唱されており，どちらを選択するかは一長一短である．

アプローチは TF or TA？

　心原性ショック患者では経大腿動脈アプローチ（TF）と比較し経心尖（TA）では死亡率が高いことが報告されており[1]，緊急時には可能な限り TF を選択する．TF が困難な場合には経鎖骨下動脈アプローチが可能な弁も選択肢として挙がる．

バルーン拡張型弁 or 自己拡張型弁？

　自己拡張型弁は冠動脈口の位置や弁輪径が不明瞭な場合でも冠動脈閉塞のリスクや大動脈破裂の可能性が低い．しかし，バルーン拡張型弁でも拡張時に大動脈造影を行うことで冠動脈閉塞リスクは低減される．また術中血行動態を不安定にさせる要因としてバルーン拡張型弁は rapid pacing，自己拡張型弁は展開時の冠動脈閉鎖による血圧低下時間が生じる．バルーン拡張型弁は direct 留置等のテクニックで血圧低下を最小限に抑えることができる．緊急時においてどちらの弁を選択するかの明確な答えはなく，解剖学的な制限がなければ「術者が使い慣れたもの」「信頼性のあるデバイス」を選択するのがよいかもしれない．

心の準備は OK？

　緊急時に限らず TAVI において重要なことは合併症の bail out である．緊急事態の中での手術は混乱の中で手技が行われ，経験豊富な施設でさえも手間取ることが多い．弁輪破裂や大動脈解離のような合併症は，経皮的心肺装置や緊急開胸手術への早急な移行を必要とするため，術者のみならず麻酔科医，コメディカルを含めたハートチーム全体で，合併症シナリオ（冠動脈閉塞，弁不全，大動脈および左室破裂）を共有，シミュレーションすることが必要である．

緊急 TAVI の現状と今後

重症大動脈弁狭窄症に起因する心不全は予後不良である. TAVI が導入されるまではバルーン大動脈弁形成術（BAV）および SAVR が唯一の治療法であった. また非代償性心不全によって心原性ショックを伴った患者への緊急 SAVR の周術期死亡率は 16%[2]に達する. BAV では院内死亡率は 70%[3]まで達し, 再狭窄率が高いため, その後に TAVI や SAVR の追加治療を要することが多い.

近年, 外科手術ハイリスク患者に対しては TAVI が推奨され本邦でも標準治療となっているが, 心原性ショックを伴った患者への TAVI の介入は確立されていない. SAVR や BAV による生存率が低いことから, 低侵襲かつ根本的治療である TAVI によって生存率の向上が期待される. しかし緊急 TAVI の決断はいくつかの問題をクリアしなくてはいけない. 緊急 TAVI は 1 ヵ月死亡率約 30% まで達するが, 慎重に患者選択を行うことで 1 年累積生存率は 70% を超える[4]. 今後, 緊急 TAVI は心原性ショックを伴った重症大動脈弁狭窄症に対する 1 つの選択肢となる.

文献

1) van der Boon RM, et al：Transapical versus transfemoral aortic valve implan- tation：a multicenter collaborative study. Ann Thorac Surg 2014；**97**：22-28
2) Melby SJ, et al：Aortic valve replacement in octogenarians：risk factors for early and late mortality. Ann Thorac Surg 2007；**83**：1651-1656；discussion pp 1656-1657
3) Block PC, et al：Clinical and hemodynamic follow-up after percutaneous aortic valvuloplasty in the elderly. Am J Cardiol 1988；**62**：760-763
4) Frerker C, et al：Emergency transcatheter aortic valve replacement in patients with cardiogenic shock due to acutely decompensated aortic stenosis. Eurointervention 2016；**11**：1530-1536

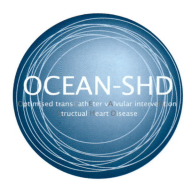

TAVI 術中にどのように血行動態破綻を防ぐか
緊急体外循環使用ゼロへ

TAVI 中の血行動態破綻は比較的まれではない術中合併症の1つであり，対応が遅れるとときに致命的となりうる．予防的体外循環も1つの方法ではあるが，あまり安易に使用すると低侵襲であるTAVI のメリットを著しく減じてしまう．そのため，術中血行動態破綻の予防は TAVI 実施施設にとって喫緊の課題である．

通常は冠動脈閉塞，弁輪破裂や左室穿孔などが生じて人工心肺が必要となる場合を除き，正しい対処法を行えば血行動態破綻は回避できる．以下に注意事項と手技上のポイントを挙げて解説する．

① 血行動態破綻が起きやすい患者とは

よく言われているのは LVEF の低い低心機能患者である．確かにそのとおりであるが，そのほかにも狭小左室，圧較差が高い患者も要注意である．BAV により突然大動脈弁が開放されると，左室を充満するのに十分な preload がない場合は空打ちしてしまうことになり，容易に血圧が低下する．また中等度以上の僧帽弁逆流（MR）がある場合も，大動脈弁にデバイスを入れた際に生じる大動脈弁逆流（AR）により forward flow がまったく出なくなるため血圧が低下する．また CABG 後やLMT や LAD に 50〜75％狭窄が残存している場合なども rapid pacing 後に虚血が増強するため血圧が回復しにくい．

② stiff wire を正しい位置に置く

これを怠ると術中に僧帽弁腱索と干渉し MR を増強させたり，またノーズコーンを挿入した際に血圧が下がる原因となる．stiff wire を左室内の適切な位置に置くためには pigtail カテーテルを併用しながらしっかりと時間をかけてもよい．stiff wire が適切な位置にあることを確認するためには経食道心エコーの長軸像（135°）が有用である．

Safari wire は pre-shape されたワイヤーであり，TAVI 用に開発されたものであるが，そもそもノーズコーンが 60 mm と非常に長い Lotus valve を安全に留置するために開発されたものである．そのため，このワイヤーは mid ventricle にうまくおさまるように開発されている（図 1）．サイズは XS，S，L の3種類があるが，大きすぎるものを選択すると左室に入らず，また小さすぎるものを選択するとワイヤーが左室内で浮いてしまいサポートが弱くなり，さらに動くので PVC が多発することから血行動態不安定の要因となるため要注意である．当院（慶應義塾大学）では，LVEDDが 40 以上であれば S，以下であれば XS を使用している．L は DCM 様に左室が非常に拡大した1例のみで使用したことがあるが，8〜9 割方の患者は S が最も適しているであろう．

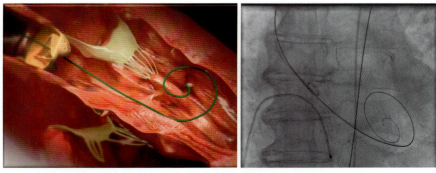
図1　Safari wire が mid ventricle におさまる様子

③ rapid pacing 前の血圧を必ず 100 以上に保つ

　これは基本チェック事項として training, proctoring でよく指摘される事項である．これを守らないと高率に血行動態破綻をきたす．ただ TAVI 弁通過後，弁の位置調節中にどんどん血圧が下がってしまうことがあり，このような場合にはなるべく早く TAVI 弁を留置するように努力をする．また留置後の低血圧の遷延や Vf の発生を事前に予測し，弁留置直後はデバイス抜去してから stiff wire を抜く，昇圧薬を打つ準備をするなどの心の準備をしておく．

　このような大動脈弁をデバイスが通過するだけで血圧が下がりやすい症例は，通常 BAV の際にバルーンをクロスした時点で血圧がかなり下がるので，TAVI 弁留置前に予測できる場合が多い．その際は血圧を高め，たとえば 150 以上にしてから TAVI 弁をクロスすると位置決めの時間が稼げる．

　また CABG 後の患者や LMT や LAD に 50〜75％の残存病変のある患者はやはり rapid pacing 解除後の血圧回復が難しく虚血をきたしやすいため，rapid pacing 前の血圧は高めにし，必ず 130/− 以上をキープする．

　また往々にして，バルーンや TAVI 弁のノーズコーンが少しでも大動脈弁に入っていると血圧が下がってくるので，クロスする前は十分にデバイスを大動脈弁から離しておくべきである．

④ しっかりと輸液をしておく

　特に狭小左室や高圧較差の場合には，BAV 後にショックをきたしやすい．俗にいう suicide ventricle だが，もちろん左室が自殺するわけではなく preload が不足していることがほとんどである．弁留置後は輸液過多になることがあるので，必要であれば術後利尿薬を併用する．

⑤ BAV は一発で仕留める

　弁尖の石灰化が強い場合 BAV バルーンがスリップすることがあるが，その際に血行動態が崩れることがある（図2）．BAV も 2 step inflation で行い，まずバルーンを half inflation（ダンベル状）にして弁尖の石灰化をしっかり捉えたかどうかを確認する．その後 full inflation を行う．half inflation の時点でバルーンがスリップした場合は full inflation に移行せず速やかにバルーンを deflate し，大動脈弁から抜き，rapid pacing を中止する．BAV はなるべく 1 回目でしっかりとバルーンで弁の石灰化を捉え，1 回目の拡張で完遂することを試みる．また拡張終了後は一連の動作の中ですぐにバルーンを抜くことが重要である．往々にして BAV の成功に満足し，リプレイ画像を見がちである．

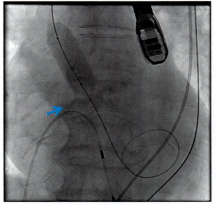 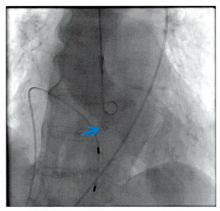

図2　石灰化した弁尖でBAVバルーンが
　　　スリップしたところ
矢印が石灰化弁である．

図3　開放位で固定されたNCCとacute
　　　AR

⑥ BAV後のacute AR

　BAV直後に血行動態が崩れるもう1つの理由として，弁尖が開放位でスタックし，acute ARが生じることが1%ほどの頻度である（図3）．開放してしまった弁尖をpigtailカテーテルなどで押し込むことにより元の場所に戻って治る場合もあるが，戻らない場合も多々あるので，BAVを施行する前にすでにTAVI弁の準備が完了しており，もしacute ARが生じてもすぐに弁が留置できることを確認してからBAVを開始すべきである．

⑦ TAVIデバイス通過前にすべての準備が整っているかどうかを確認する

　TAVIデバイスが大動脈弁を通過してからは，一刻も早く弁を留置することが大変重要である．もちろん位置決めにかなり時間がかかってしまうのはやむをえないとして，それ以外の要因，たとえばインジェクター内の造影剤がしっかり量が残っているのか，途中で注入できなくなるようなことはないか，DCは使用できるようになっているのかなどを確認する．ハイリスク症例では1000倍希釈ボスミンを術野に準備しておき，少しでも血圧が上がりにくいようであればpigtailカテーテルから数mLずつ注入すると，CVから入れるより早く効くため有用である．
　一度TAVIデバイスを通過させた後にこれらの準備が不十分であったためデバイスを抜去せざるをえない場合もあるが，抜去しても必ず血圧が回復するという保証はないため，本来は必ずすべての準備が整ったことを確認してからデバイスをクロスするのが重要である．

⑧ 弁を正しい位置に置く

　Sapienだとrapid pacingが必要であるが，最も大事な目的はTAVI弁を正しい位置に留置することであり，rapid pacingについては十分な時間をかけてよい．そこでいたずらにrapid pacingの時間を短くしようと焦ると結局正しい位置に置けない場合があり，注意が必要である．

⑨ デバイスをすぐに抜去し，血圧の上昇トレンドを作る

　BAV後でもTAVI弁留置後でも同様だが，一刻も早くデバイスを大動脈弁位から抜去することが重要である．留置の一連の動作内にデバイス抜去も入れておくとよい．その後Sapienであればdeflexしてワイヤーを軽く引くと，ワイヤーが留置した弁の端からまん中あたりに移動するため，transvalvular leakを減じ，少しでも血圧の上昇トレンドをつかむのに有用である．rapid pacingはpacing offのかけ声とともにすぐに停止し，なるべく早くAV dissociationを解消する．特にAS患者の左室は拡張障害があるため，atrial kickをより早期に回復させ利用することは大変重要なポイントである．

　このような非常に細かい操作であるが，血圧の上昇トレンドが見られれば体外循環は回避できるため，大変重要である．

⑩ stiff wireの抜去

　もし弁留置後に血圧が50/－程度でまったく上昇トレンドが見られない場合はとりあえず大動脈造影を行う．この際の目的は冠動脈が開存しているか，弁輪破裂などの機械的合併症が生じていないかを確認することである．この際血圧が低いとmassive ARが観察されるが，これは低血圧でTAVI弁が閉鎖していないためであり，ARが原因で低血圧になっているわけではないので2nd valveが必要であるなどの判断をするべきではない（図4）．

　stiff wireを抜去してよいかどうかについては，弁が正しい位置に留置され，2nd valveなどの可能性がなければ抜去可能である．本来stiff wire，特にSafari wireなどは非常に硬いため，pigtailカテーテルを使用して抜去しないと僧帽弁腱索などを断裂させる可能性があるため注意が必要だが，この場合は準緊急事態であるため，やむをえずなるべく愛護的にゆっくりワイヤーを抜去する．するとほとんどの場合血圧がすぐに上昇してくる．この抜去の判断が遅れれば遅れるほど血圧の回復が遅くなってしまうため，弁が正しい位置に留置されている限り，抜去を躊躇する必要はない．

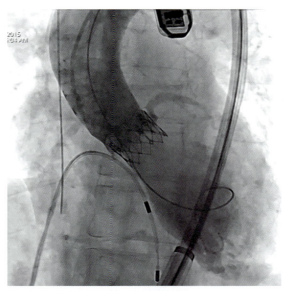

図4　術中大動脈造影（低血圧のケース）

⑪ その他

ここまで解説したような対応をしても回復しない場合は，前述した希釈ボスミンの投与や心臓マッサージが必要となることもあるが，Sapien は強く心臓マッサージをすると変形したという報告もあり，なかなか適切な強さで心臓マッサージするというのは難しい．ここまで来ると体外循環使用を覚悟する必要があるため，必要があればプライミングとカニューレの準備を指示する．

本項では血行動態破綻を防ぎ，体外循環を回避する tips and tricks を概説した．なかなかこのような内容は教科書には載っていないが，筆者が 300 例以上の proctoring でよく話している内容である．しかしここで解説した意図は，緊急体外循環を否定しているものではなく，なるべくそのような状況に陥らないための「転ばぬ先の杖」をいかに実践していくかということである．

この TAVI という治療は低侵襲であることが最も大きな魅力であり，創始者の Alain Cribier 教授もそもそもインターベンション医であり，PCI とほぼ同じような局所麻酔，クロージャーデバイスを用いた穿刺法を併用したシンプルな "stent like TAVI" を提唱されている．安全性さえ担保されれば，より低侵襲に患者さんを治療していくことがこの治療法のアドバンテージを最大限に活かすと信じている．

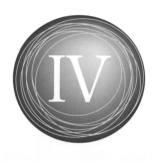

IV

症例から学ぶ
合併症とその対策

A 心臓合併症

1 弁周囲逆流（PVL）

ケーススタディ：Case 1

　80歳代女性，身長144 cm，体重42 kg．NYHA Class Ⅲの労作時息切れを呈し，精査の結果重症大動脈弁狭窄症（AS）の診断となった．STS score 5.4%であるが，乳癌に対して外科的治療＋胸部へ放射線照射を受けており開胸術後の創部治癒遅延が懸念されるほか，フレイルも認められハートチームカンファレンスのもと経大腿動脈アプローチでTAVIを行う方針となった．

　CTから得られた大動脈弁輪面積は360.8 mm^2（平均径21.4 mm）で，RCCに石灰化が散見されるものの弁全体としてはさほど石灰化の程度は強くなく（図1A），23 mmのSapien 3を規定容量で留置する方針とした．付属の20 mmバルーンで前拡張したうえで，23 mmのSapien 3をHR 180/minのrapid pacing下に留置した．留置位置は適切であったが経胸壁心エコーでは右冠尖の位置に中等度のPVLを認めた（図1C）．

　弁の石灰化分布とエコーでのPVL出現部位から，石灰化部分の人工弁圧着不良がPVLの要因と考えられた．術前にARはほとんど認めていない（図1B）ことから追加処置を行うことが好ましく，石灰化の分布から弁輪破裂のリスクも高くないと考え後拡張を行う方針とした．

　デリバリーシステムに1 mL容量を追加して後拡張を行ったところ，心エコーで認めたPVLはほとんど確認できなくなった（図1D, E）．大動脈拡張期圧も低くなく，大動脈造影でもPVLはほぼ認めないことを確認して手技を終了した（図1F）．

1 弁周囲逆流（PVL） 135

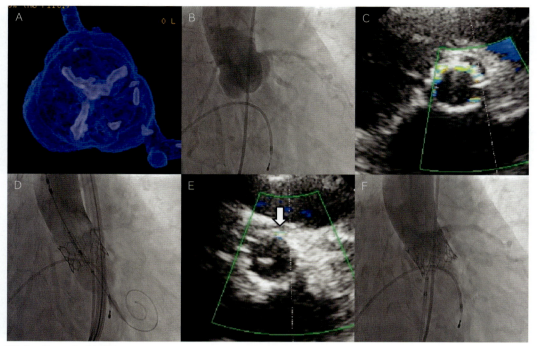

図1　Case 1 の画像
A：CT 評価での弁性状．大動脈弁輪面積は 360.8 mm^2（平均径 21.4 mm）で，全体的に石灰化は少ないが右冠尖に多く分布している．
B：術前の大動脈造影．AR はほとんど認められない．
C：人工弁留置直後の経胸壁心エコー大動脈弁短軸像．10 時から 2 時方向（右冠尖側）を中心に広範囲に逆流ジェットを認めている．
D：デリバリーシステムを用いて規定容量に 1 mL 造影剤を追加して後拡張を加えている．
E：後拡張後の経胸壁心エコー大動脈弁短軸像．留置直後に認めていた逆流ジェットが減少している．
F：留置手技終了時の大動脈造影．造影所見でも PVL はほとんど認めず術前と比べても逆流の増加はない．

ケーススタディ：Case 2

　90 歳代女性．身長 147 cm，体重 36 kg と非常に小柄．重症の AS を指摘されているものの高齢のため近医で経過観察されていたが，急性心不全を繰り返し症状に苦しむ状況に陥ったため治療を希望され入院．慢性腎臓病も合併した高齢女性で STS score は 12.3% と高値であった．下肢血管も動脈硬化病変が強いことからハートチームカンファレンスのもと経心尖アプローチで TAVI を行う方針となった．
　CT から得られた大動脈弁輪面積は 385.7 mm^2（平均径 22.2 mm）で，大動脈弁は 3 尖とも極めて高度の石灰化を伴っており（図 2A），術前の AR は高度である（図 2B）．付属の 16 mm バルーンで前拡張したうえで，23 mm の Sapien XT を規定容量から 2 mL 減量して拡張留置した（図 2C）．人工弁は適切な位置に留置できたものの，強い石灰化の間隙から高度の PVL を呈した（図 2D，E）．

　人工弁拡張時の大動脈造影所見では石灰化塊により Valsalva 洞が占拠され造影剤の流入もなく，さらなる拡張には弁輪破裂のリスクも懸念される（図 2C 矢印）．術前の AR も極めて重度であること，大動脈拡張期圧も術前と変わらないことを確認．最終の大動脈造影では高度の PVL を認めるものの，術前 AR と同定度であり追加手技は行わずに終了した（図 2F）．術後慎重に経過をみたが急性心不全を発症することなく退院．無事退院されてから 2 年が経過しているが心不全再発なく通院されている．

IV 症例から学ぶ合併症とその対策（心臓合併症）

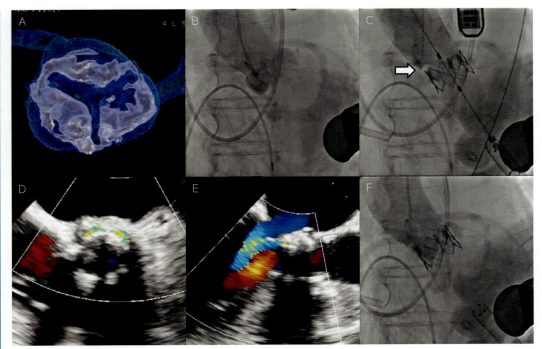

図2 Case 2 の画像
A：CT評価での弁性状．大動脈弁輪面積は385.7 mm² （平均径22.2 mm）で，3尖にわたり極めて高度の石灰化を伴っている．
B：術前の大動脈造影．重度のARを伴っている．
C：人工弁留置中の大動脈造影．石灰化塊により Valsalva 洞が占拠され造影剤の流入が見られない．
D：人工弁留置後の経食道心エコー大動脈弁短軸像．11時から2時方向（左冠尖と無冠尖の交連部側）を中心に逆流ジェットを認めている．
E：人工弁留置後の経食道心エコー大動脈弁長軸像．短軸像で認めた逆流ジェットは幅も広く左室方向に強く流入している．
F：留置手技終了時の大動脈造影．高度のPVLを認めるが，術前のARと同程度である．

① 何が問題となるか

　外科的大動脈弁置換術（SAVR）と経カテーテル的大動脈弁留置術（TAVI）の大きな違いとして，TAVIは自己弁を切除しない，人工弁を縫合固定しないという点がある．その結果出てくるのが弁周囲逆流（paravalvular leakage：PVL）という問題である．SAVRでは通常，弁尖を切除し弁周囲の石灰化を可能な範囲で取り除いたうえで弁輪部もしくは弁上部に人工弁を縫合固定するわけであるが，経カテーテル的治療ではそうはいかない．TAVIでは石灰化を伴った自己弁を押しのけ，凹凸となっている弁表面に，ある意味，石灰化組織の凹凸を利用し人工弁を挿入固定することとなる．当然ながら凹凸した組織と人工弁に間隙が生じる可能性があり，拡張期に同部位で逆行性に血流が左室へ流入する．これがPVLである．

　重症のASが解除されるのであればPVLは多少出現しても問題ないかというと，決してそうではない．急性期の問題として，術前に大動脈弁逆流（AR）が少ない症例に対して高度のPVLが出現すると，いわゆる急性ARの状態となり循環動態が順応できず術直後より急性心不全に陥ることがある．また，長期的な問題として，中等度以上となるとTAVI術後の予後にも関連することも知られている[1,2]．そのほか，TAVIが普及し時期も経過した昨今，頻度としては決して多いものではな

いが，人工弁感染性心内膜炎（prosthetic valve endocarditis：PVE）の危険因子であるとの報告も出ている[3]．

以上の点から，TAVI 治療の長期予後のためであることはもちろん，今後 AS の治療がより低侵襲化し，SAVR 高リスク症例のみならず中等度，ならびに若年へと適応を広げるためにも，PVL は極めて重要な課題である．

❷ 予防と対策

a．術前評価

予防および対策において最も重要な点は術前評価である．大動脈弁の弁輪径，石灰化の程度および分布，そして術前の AR の程度を，心臓 CT，心エコー（経胸壁・経食道）で評価する．弁輪径に合わせて適切な人工弁のサイズを選択することが必要である[2,4]．弁輪径の計測，人工弁の種類・サイズの決定についてはスクリーニング（p40）や各人工弁の項（p61，p85）を参照されたい．

また，石灰化の分布から PVL が出現しやすい部分を想定しておくことで，PVL の原因鑑別や，どこまで対策を講じるか術中の判断材料となる．実際には PVL 発生の予測因子として，高度の石灰化，弁輪の楕円性，過小な人工弁のサイズ選択，また，人工弁の留置位置が不適切になった場合も多くなることがメタアナリシスで示されている[2]．これらの成因について図 3，4 にまとめる．

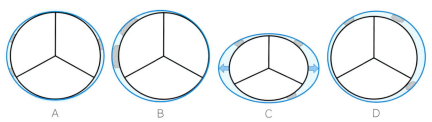

図 3　PVL の成因（短軸方向）
A：理想的な弁留置の状態．
B：高度石灰化が存在する場合，弁が圧着できない範囲が増え PVL が増加する．
C：大動脈弁輪の楕円性が強い場合，弁圧着が不良となりやすく PVL が出現しやすい．
D：大動脈弁輪径に対して人工弁が小さいと圧着不良となり PVL が増加する．

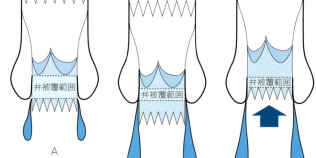

図 4　PVL の成因（長軸方向）
A：理想的な弁留置の状態．
B：人工弁が深すぎると大動脈弁尖と人工弁の圧着範囲が小さくなり PVL が増加する．
C：逆に人工弁が浅すぎても大動脈弁尖と人工弁の圧着範囲が小さくなり PVL が増加する．

Ⅳ　症例から学ぶ合併症とその対策（心臓合併症）

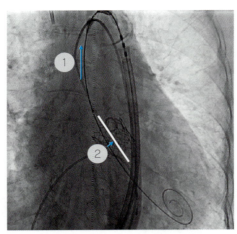

図5　PVL評価時のワイヤーポジション
左室ワイヤーを引く（①）ことによって，弁中央にワイヤーが寄り（②），人工弁弁尖との干渉が減る．すると弁内逆流が目立たなくなるためPVLの評価がしやすくなる．

b．PVLの評価

　PVLの評価についてはどのように行ったらよいだろうか．大動脈造影で程度評価することは可能であるが，実際には左室ワイヤーが残っている状況でリアルタイムにPVLの程度評価を行うことが必要とされる．ワイヤーが残存していると人工弁弁尖が干渉され弁内逆流が加わってしまうため，大動脈造影は左室ワイヤーを抜去し最終確認として用いることが一般的である．よって，手技の流れに沿いながらPVLの程度を評価するためには経食道・経胸壁心エコーが中心となる．なお，このときなるべく左室ワイヤーを少し引いて人工弁のワイヤー通過位置を中央に持ってくることで，弁内逆流を減らす努力をするとエコー評価がしやすくなる可能性がある（図5）．

　PVLの血行動態としてはARと同様であるが，ジェットの向きが自己弁ARとは異なり弁周囲から放射状に向かうため，ARの心エコー評価をそのまま用いることはできない．視認でのジェット幅・長さを見て定性的に判断することが一般的である．半定量的な判断材料として人工弁短軸像におけるPVLジェットの角度範囲が挙げられる（表1）が，実際には過大評価する可能性も指摘されている[2,5]．そのほか，定量的指標としては複数あるジェット量を計測し，足し合わせることで総合的な逆流量を判断する方法があるが，煩雑で計測にも時間を要する点からは術中活用しにくい．そのため，エコー所見で逆流量を定性的に評価するとともに，圧測定も確認してPVLの程度を推察することも重要である．ARと同様に，大動脈拡張期圧の低下，左室拡張末期圧の上昇が強い場合には，高度のPVLが存在する可能性を念頭に術中評価を怠らないように注意するべきである．

c．PVLが多くなった場合の対処

　術中に行えるものは，後拡張を加えるか，人工弁内に2つ目の人工弁を留置する（valve in valve）くらいしかない．心エコーでPVLの主な原因を検討し，留置位置の問題であれば留置位置が不適切になった原因を吟味して再度デバイス留置に臨む．留置位置や人工弁のサイズ選択の問題でなければ人工弁の圧着不良が原因と考えられ，後拡張を行うかどうか検討することとなるが，その際には

1 弁周囲逆流（PVL） 139

表1　VARC-2基準におけるPVLの程度基準

	大動脈人工弁逆流		
	軽度	中等度	高度
半定量的指標			
下行大動脈の拡張期逆行性波	なし or 拡張早期のみ	拡張中期まで	全拡張期
PVL の角度範囲（%）	<10%	10〜29%	≧30%
定量的指標			
逆流量（mL/beat）	<30 mL	30〜59 mL	≧60 mL
逆流率（%）	<30%	30〜49%	≧50%
有効逆流弁口面積（cm^2）	0.10 cm^2	0.10〜0.29 cm^2	≧0.30 cm^2

定量評価は煩雑で，デバイスによっても逆流ジェットの出方が異なってくるため定まった見解はされていない．
（The Valve Academic Research Consortium-2 consensus document. J Thorac Cardiovasc Surg 2013；**1**：6-23)

あらかじめ評価した大動脈弁の石灰化分布を再考し，弁輪破裂をきたすリスクとのトレードオフとなる．自己拡張型の人工弁の場合には慢性期にもさらに PVL が減少することも期待され[6]，場合によっては術前 AR の程度を加味したうえで，多少の PVL を残しつつ手技を終了する決断も必要とされる．

d.　実際の人工弁留置後の PVL 評価

以下の流れで確認していくことが一般的である．
①左室ワイヤーが残った状態で心エコー評価＋大動脈圧評価（ワイヤーを弁中心に）
②ワイヤーを pigtail カテーテルへ入れ替え左室圧測定（経心尖アプローチの場合は不可）
③カテーテルを大動脈まで引き抜き大動脈造影を行う

当院（小倉記念病院）では人工弁留置後まず，①エコー評価を行い，併せて大動脈の拡張期圧で，②圧評価も行う．追加処置を行うかどうか判断に悩むときには左室拡張期末期圧まで確認する．そして人工弁留置・追加手技を終え，左室からワイヤーを抜いた段階で大動脈造影を行い，③造影評価で最終確認している．

追加処置を行うかどうか判断するにあたっては術後 PVL が少なくとも術前の AR より少なくなることを目標とし，弁輪破裂などのリスクを考慮しやむなく PVL が多くなってしまうときには，術後に心不全とならないか注意しながら経過を見ることを心がけている．

e.　デバイスについて

デバイス改良も大きな事項となる．現在本邦では Sapien 3 および Evolut R が保険償還されているが，流入部位にシーリングスカートを装着する，自己弁との接着面が大きくなるよう形状を変えることによって PVL の減少を図っており，実際に従来のデバイスと比べて PVL は有意に減少していることが確認されている[6,7]．

140 Ⅳ　症例から学ぶ合併症とその対策（心臓合併症）

> **まとめ**
> - 術前に大動脈弁の性状（弁輪径，石灰化）と AR の程度を CT や心エコーで評価する．
> - 弁の性状および弁輪径に合わせてデバイスの種類・サイズを選択する．
> - 術中の評価として，エコー，圧測定，大動脈造影を行い総合的に判断する．
> - 弁周囲逆流が多くなった場合には後拡張を加えるか，valve in valve を行うしか具体的な選択肢はなく，原因に合わせた対処法が必要で，ときに経過観察を選択せざるをえないこともある．

文献

1）Susheel K, et al：Two-year outcomes after transcatheter or surgical aortic-valve replacement. N Engl J Med 2012；**366**：1686-1695

2）Généreux P, et al：Paravalvular leak after transcatheter aortic valve replacement. J Am Coll Cardiol 2013；**61**：1125-1136

3）Regueiro A, et al：Association between transcatheter aortic valve replacement and subsequent infective endocarditis and in-hospital death. JAMA 2016；**316**：1083-1092

4）Detaint D, et al：Determinants of significant paravalvular regurgitation after transcatheter aortic valve：implantation impact of device and annulus discongruence. JACC cardiovasc Intev 2009；**2**：821-827

5）Pieter Kappetein AP, et al：Updated standardized endpoints for transcatheter aortic valve implantation：The Valve Academic Research Consortium-2 consensus document. J Thorac Cardiovasc Surg 2013；**1**：6-23

6）Popma JJ, et al：Early clinical outcomes after transcatheter aortic valve replacement using a novel self-expanding bioprosthesis in patients with severe aortic stenosis who are suboptimal for surgery. JACC Cardiovasc. Interv 2017；**10**：268-275

7）Yang T-H, et al：Aortic regurgitation with multidetector computed tomography nominal area oversizing or undersizing after trancatheter heart valve replacement with the Sapien 3. JACC Cardiovasc Interv 2015；**8**：463-471

2 冠動脈閉塞

ケーススタディ：Case 1

　身長 153.5 cm，体重 43.9 kg の比較的小柄な 80 歳代女性．STS score 7.0% であったが，Child A の肝硬変を有する虚弱な印象を受ける超高齢者であり，増悪傾向にある NYHA Class Ⅲ 程度の症状を呈する重症大動脈弁狭窄症（AS）であったことから，ハートチームカンファレンスの結果 TAVI の方針となった．

　CT から得られた大動脈弁輪面積 421.3 mm^2（平均径 23.2 mm，図 1A）であったため，26 mm の Sapien XT を規定容量より造影剤を 1 mL 減量して留置する方針とした．一方で，左右冠動脈口の高さはそれぞれ 10.3 mm，12.2 mm（図 1B），Valsalva 洞径 28.9 mm（図 1C）であり，かつ石灰化が比較的高度（図 1D）であったことから，左冠動脈閉塞が危惧された．

　経大腿動脈アプローチで TAVI を行った．Amplatz Extrastiff を左室内で安定させたのち，経大腿動脈 TAVI 用 Edwards Lifesciences 社製の 20 mm 径の前拡張バルーンで前拡張を行った．

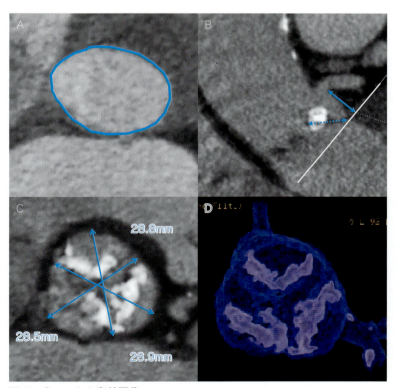

図 1　Case 1 の術前画像
A：CT から得られた大動脈弁輪面積 421.3 mm^2．
B：左冠動脈口の高さ 10.3 mm（実線）．石灰化を有する左冠尖弁尖までの距離（破線）がほぼ同じである．
C：左冠尖の Valsalva 洞径 28.9 mm．
D：大動脈弁石灰化（3DCT による再構築画像）．

IV 症例から学ぶ合併症とその対策（心臓合併症）

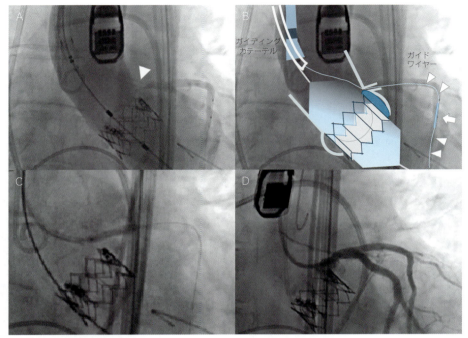

図2 Case 1 の手技詳細
A：Sapien XT 23 mm 留置により左冠動脈入口部の狭窄が発生（矢頭）．
B：閉塞時の模式図．石灰化（紺色）は左冠動脈入口部に人工弁ステントにより押しつけられ狭窄が発生している．ガイドワイヤー（矢頭）およびバルーンカテーテル（矢印）は下敷きとなっている．
C：Hiryu plus φ3.0/15 mm によるバルーン拡張後，Nobori φ3.5/14 mm を留置した．
D：最終造影では良好な冠血流が確認された．

　拡張中の上行大動脈造影にて左冠尖弁尖の石灰化が左冠動脈入口部を圧迫しており閉塞が危惧されたため，左冠動脈のプロテクションを行うこととした．まず Heartrail II 6 Fr BL-3.0 を用いて，Sion blue を左冠動脈前下行枝に通過させた．次に Finecross GT を用いて Ironman へ変更を行い，さらに左冠動脈内には Hiryu plus φ3.0/15 mm を待機させた．
　ガイディングカテーテルを冠動脈から外し，Sapien XT 23 mm を留置したところ心原性ショックを呈するに至り，左冠動脈入口部の閉塞が強く疑われた（図2A，B）．ガイディングカテーテルを冠動脈に寄せ造影すると閉塞が確認されたため，待機させておいた冠動脈バルーンを入口部に引き戻し拡張を行った（図2C）．バルーン拡張後は血圧も安定したが，recoil による再狭窄が見られたため Nobori φ3.5/14 mm を左冠動脈入口部に留置した．最終造影では良好な冠血流が確認された（図2D）．

ケーススタディ：Case 2

　身長 150 cm，体重 48.1 kg の 90 歳代女性．入院中にも急性心不全を発症し NYHA Class IV であることから加療は不可避であると考えられたが，冠動脈バイパス歴や 38 mm の腹部大動脈瘤を有し STS score 8.15％と高リスクの超高齢者であることから，ハートチームカンファレンスの結果，TAVI を行う方針となった．

2 冠動脈閉塞　143

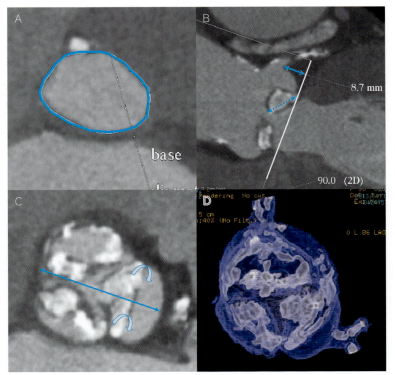

図3　Case 2の術前画像
A：CTから得られた大動脈弁輪面積355.3 cm²．
B：左冠動脈口の高さ8.7 mm（実線），左冠尖弁尖までの距離（破線）に近いように見える．
C：左冠尖のValsalva洞径41 mm．
D：大動脈弁高度石灰化（3DCTによる再構築画像）．

　CTから得られた大動脈弁輪面積355.3 cm²（平均径21.3 mm，図3A）であったため，23 mmのSapien XTを規定容量より造影剤を2 mL減量して置く方針とした．左右冠動脈口の高さはそれぞれ8.7 mm，12.9 mm（図3B）であったものの，Valsalva洞径41 mm（図3C）は比較的大きく，一方で石灰化は高度であった（図3D）．左冠動脈の高さだけを見ると左冠動脈閉塞が危惧されたが，Valsalva洞径は大きく閉塞のリスクは高くないと考えられた．

　経心尖アプローチでTAVIを行った．念のため，Heartrail II SL-4.0で左冠動脈にアプローチし前下行枝に向けてSion Blackでワイヤリングを行ったのち，Ironmanへ変更し左冠動脈のプロテクションを行った．続いて，0.035インチRadifocus 300 cmに大動脈弁を通過させた．Amplatz Extrastiffへ変更を行い，Sapien XTによる経心尖部TAVI用の付属の20 mm前拡張バルーンで前拡張を行ったところ，左冠尖の石灰化は左冠動脈入口部に近づくものの閉塞は見られなかった（図4A，B）．予定どおりSapien XT 26 mmを左冠動脈入口部を閉塞することなく留置した（図4C）．
　術後のCTでは人工弁上縁は左冠動脈下縁より高位であったが閉塞は見られず，石灰化もValsalva洞内に収納されていた（図4D）．

IV 症例から学ぶ合併症とその対策（心臓合併症）

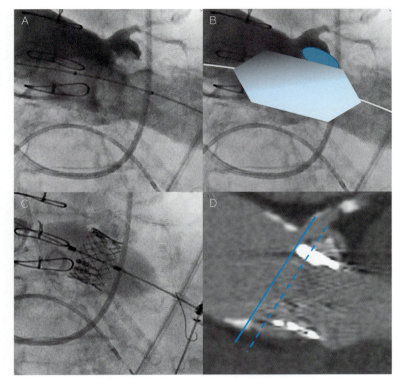

図4 Case 2 の手技詳細
A：Edwards Lifesciences 社製 20 mm バルーンで前拡張したが，左冠動脈の血流は保たれている．
B：前拡張時の模式図．バルーン拡張により左冠尖の石灰化は Valsalva 洞内に収まっている．
C：Sapien XT 26 mm を左冠動脈入口部を閉塞することなく留置．
D：人工弁上縁（実線）は左冠動脈下縁（破線）より高位であったが閉塞には至らなかった．

❶ 何が問題となるか

　冠動脈閉塞は TAVI に特異的な合併症であるが，その発生率は 0.5～1.3％とまれな合併症である．閉塞した場合には PCI または CABG などにより再灌流する必要があるが，閉塞に対する PCI が不成功であった場合の死亡率は 100％と報告されている[1,2]．一方で PCI や CABG などの再灌流に成功した場合でも 30 日死亡率は 41％と報告されており，予後にも影響を与えうる重篤な合併症であると言える[3]．そのため，冠動脈閉塞が予測される場合，TAVI 以外の方法による治療を試みるか，閉塞が起こった場合の対策を取ったうえで TAVI 施行をするのか，ハートチームでの慎重な検討が必要である．

　冠動脈閉塞はその 83％が女性に発生し，その 88％が左冠動脈に発生している[2]．また，多くが自己弁によって冠動脈が閉鎖されることによって発生し，移植された人工弁のステントストラットにより閉塞されて起こるものではないと報告されている[3]．したがって，その閉塞のリスクは大動脈弁輪から冠動脈口までの高さのみでは規定されず，Valsalva 洞の大きさや自己弁の長さと冠動脈口の高さとの比率，自己弁の石灰化の分布等のさまざまな要因が影響を与えうる．

　欧米を中心とした多施設研究においては，危険因子として冠動脈口の高さ，Valsalva 洞径が報告

されている．冠動脈口の高さ 12 mm，Valsalva 洞径 30 mm が冠動脈閉塞のリスクとされたが，一方で体格によって冠動脈口の高さには違いがあることが報告されており，体格の小さい日本人ではカットオフが異なる可能性がありさらに厳重な注意が必要である[2-4]．実際，日本の多施設共同研究においては 666 例中 10 例（1.5%）の冠動脈閉塞と欧米よりもやや高い頻度が報告されている[5]．666 例中 94 例に冠動脈閉塞を危惧し対策を講じたものの実際に閉塞した症例は 7 例であり，3 例は閉塞を予測していなかった症例に閉塞が発生していることから，その予想は困難であると言える．冠動脈閉塞ハイリスク症例に対し，大動脈弁にカテーテルで切れ込みを入れることで閉塞を回避する手技が試みられており，アメリカで現在トライアルが行われている[6]．

② 予防と対策

a. 閉塞を予想した準備

予想が困難であることを踏まえ，当院（小倉記念病院）ではなるべくリスクを高めに評価することとしており，当院では以下のようなリスク評価を行い，ハイリスク症例に対する TAVI においては体外循環の準備だけでなく，閉塞解除のための PCI も速やかに行えるように準備して TAVI を行っている．準備をどの程度行うかについては議論があるが，最低でも閉塞が疑われる冠動脈にガイドワイヤーの挿入は行うこととしている．さらに，施設によっては，症例に応じて冠動脈拡張用のバルーンまたは冠動脈ステントまで冠動脈内に挿入し待機させて行っていると考えられる．

冠動脈内でバルーンカテーテルまたはステントを待機させることのメリットは，たとえ閉塞が高度であったとしてもバルーンを冠動脈内から閉塞部位まで引いて拡張することは容易なことである（大動脈側からカテーテルを押して高度狭窄を通過させるのは困難）．一方で，デメリットとしては冠動脈損傷のリスクや不必要であった場合のコストの問題等が挙げられる．

b. ハイリスク症例に対して

当院での実際の冠動脈閉塞ハイリスク症例に対する TAVI の要点は以下のとおりである．
① 冠動脈口の高さ，Valsalva 洞の大きさ，自己弁の長さおよび石灰化の分布からリスクをスクリーニングする．
② 高リスクと予想された場合，人工弁移植前の大動脈弁拡張術の際に，上行大動脈同時造影を行い，そのリスクを目視で確認する．この際必要に応じて，人工弁留置の際に使用する perpendicular view を冠動脈口が確認できるように調整する．
③ ガイディングカテーテルを閉塞が疑われる冠動脈へ挿入する．このガイディングカテーテルを上行大動脈の大動脈造影の際に使用している pigtail カテーテルの兼用とすることも可能である．
④ 冠動脈内のできるだけ遠位部まで冠動脈用ワイヤーを到達させる．
⑤ マイクロカテーテルを使用してサポートタイプの冠動脈ワイヤーへ交換する．
⑥ 閉塞のリスクが極めて高い場合，左冠動脈主幹部の拡張に至適であると考えられるバルーンカテーテルも冠動脈内に挿入し待機させる．
⑦ 冠動脈ワイヤーとバルーンカテーテルを冠動脈内に残したまま，ガイディングカテーテルは冠動脈から外し上行大動脈内に浮かせた状態とする（図5）．
⑧ ガイディングカテーテルと干渉しないように気をつけながら，TAVI システムを操作し大動脈弁を通過させる．
⑨ 人工弁留置時は，ときおり大動脈造影を行って人工弁の位置を確認しながら緩徐に拡張し，大動

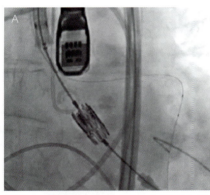
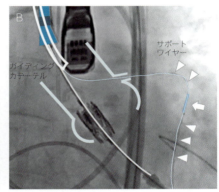

図5 左冠動脈プロテクション時のカテーテルポジション
A：左冠動脈プロテクション時のX線透視所見．
B：左冠動脈プロテクション時の模式図．左冠動脈内にガイドワイヤー（白のライン）およびバルーンカテーテルが挿入されている．ガイディングカテーテル自体は上行大動脈へ引き上げられている．

脈弁が徐々に冠動脈の方向へ起き上がっていくのを確認しつつ冠動脈閉塞の有無を確認する．
⑩留置直後に低血圧出現の有無にかかわらず，ガイディングカテーテルを冠動脈近くに寄せて造影を行い，閉塞有無の確認を行う．
⑪閉塞が確認された場合には，そのままバルーンカテーテルを入口部まで引き戻して拡張を行い，引き続きPCIを行う．PCIの際には人工弁の留置の分だけ冠動脈入口部が偏位していることに留意しつつ，ステントが必要な場合にはなるべくradial forceの強いステントを選択する．
⑫PCIでは血行動態の維持ができそうにない場合，体外循環に接続し外科的再灌流を考慮しつつ，その他血行動態の破綻につながりうる原因の検索を行う．

まとめ
- 冠動脈閉塞の発生はまれだが，致命的となりうる合併症である．
- 冠動脈閉塞の完全な予測は極めて困難である．
- 冠動脈閉塞が懸念される場合，TAVI施行にあたってはハートチームでのリスクの十分な検討が必要である．

文献

1) Généreux P, et al：Clinical outcomes after transcatheter aortic valve replacement using valve academic research consortium definitions：a weighted meta-analysis of 3,519 patients from 16 studies. J Am Coll Cardiol 2012；**59**：2317-2326
2) Ribeiro HB, et al：Coronary obstruction following transcatheter aortic valve implantation：A systematic review. JACC Cardiovasc Interv 2013；**6**：452-461
3) Ribeiro HB, et al：Predictive factors, management, and clinical outcomes of coronary obstruction following transcatheter aortic valve implantation：Insights from a large multicenter registry. J Am Coll Cardiol 2013；**62**：1552-1562
4) Watanabe Y, et al：Transcatheter aortic valve implantation in patients of small body size. Catheter Cardiovasc Interv 2014；**84**：272-280
5) Yamamoto M, et al：Impact of preparatory coronary protection in patients at high anatomical risk of acute coronary obstruction during transcatheter aortic valve implantation. Int J Cardiol 2016；**217**：58-63
6) Khan JM, et al：Transcatheter laceration of aortic leaflets to prevent coronary obstruction during transcatheter aortic valve replacement: concept to first-in-human. JACC Cardiovasc Interv 2018；**11**：677-689

3 弁輪破裂

ケーススタディ

　90歳代女性．弁輪面積323 mm^2（図1A, 収縮期）の狭小弁輪であるが，本症例の治療時には20 mmの弁が認可されていなかった．そのため，23 mm Sapien XT弁をnominal（28.5% oversizing）で留置した際に弁輪破裂が生じた（図1B）．

　心タンポナーデのためショック状態になり，ただちに心嚢ドレーンを挿入した．幸い，ショック状態から離脱し大動脈解離の場合と同様，急激なドレナージは避けて，収縮期血圧を80〜100 mmHgに保ちながら，最低限の返血を大腿静脈へ行った．しばらく待って心嚢液の増加がないためICUへ帰室し，開胸手術に移行せず，独歩退院となった．
　術後のCTを図1Cに示す．左室自由壁側に血腫を認める．

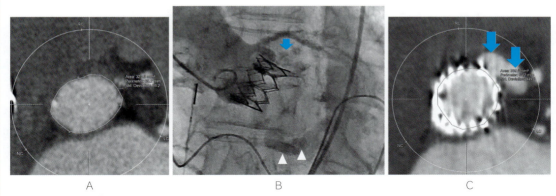

図1　Caseの画像
A：術前CTによる弁輪部．
B：僧房弁輪石灰化の著しい狭小弁輪患者に生じた弁輪破裂．左主管部直下に造影剤のリークを認める（矢印）．
C：術後造影CT．血腫が確認できる．

① 何が問題となるのか

a．重篤であること

　aortic root ruptureは，ST-junction，Valsalva洞，大動脈弁輪の3つのうち，いずれにも生じうる重篤な合併症である．そのうち大動脈弁輪破裂は，頻度は低いものの（0.9〜1.1%[1,2]）一旦生じると高い院内死亡率（48%[2]）につながる．

148　Ⅳ　症例から学ぶ合併症とその対策（心臓合併症）

b. 発生機序と危険因子

　Hayashida らは，弁輪部に存在する石灰化の塊をバルーン拡張型弁が押しのけ，脆弱な部位にくいこむことが，弁輪破裂の発生機序の可能性があると症例報告している[3]．Blanke らは術前/後のmultislice CT（MSCT）の解析から，バルーン拡張型弁において，弁輪面積比 20% 以上の oversizingの際に，CT 上の弁輪破裂が多くなることを報告した[4]．また弁輪部の石灰化も弁輪破裂患者で多く，後拡張の頻度も高いと報告されている[2]．

② 予防と対策

a. 術前/術後の MSCT の重要性と予測

　弁輪破裂のハイリスク患者の解剖としては，大動脈弁輪部に 2 つ以上の石灰化塊があり，少なくとも 1 つ以上が左室流出路から連なって，弁輪周囲長の 10% 以上を占めるものや，僧帽弁輪の広範囲な石灰化が報告されている[2]．弁尖は左房，右室流出路，左室自由壁，僧帽弁前尖と近接しており，どの部位に石灰化が存在するか術前に把握しておくほうがよい．root rupture が生じた場合にすべてが心タンポナーデを生じるわけではない（心タンポナーデについては次項，p151 参照）．破裂した部位により，右心系への左→右シャント，縦隔血腫，僧帽弁前尖の損傷による左室→左房シャントが生じることがある．また contained annulus rupture の場合，周術期の経食道心エコーや術後の CT でわかる場合もあり，保存的にみることも可能である．これは，uncontained rupture に比べると院内死亡率は有意に低いことがわかっている[2]．

b. 植え込みの工夫

1) 弁のサイジング（p61 以下も参照）

　バルーン拡張型弁で加療する場合，ハイリスクの解剖かつサイジングチャート上のボーダーラインであれば，Sapien 3 の逆流防止用スカートに期待し，小さめのサイズを選ぶほうがよい．前述のようなMSCT によるサイジングは確立している．しかし高齢患者は，認知症や難聴などにより息止め不十分や体動で，CT 自体の画像に信頼性がおけない場合もときどきある．このため最終的な弁サイズの決定は，3D-経食道心エコーによる弁輪面積，体格等の情報も加味して，総合的に決定すべきである．さらに迷えば前拡張時のルート造影の結果も参考にすることも少なくない．また，大きいサイズを選択したとしても，−1〜−2 mL 造影剤を減量して留置する，いわゆる underfill-implantation も考慮すべきである．圧較差残存，弁の耐久性（durability）など，未解決の問題もあるが，急性期の弁輪破裂の致死率は高く，考慮すべき方法である．OCEAN-TAVI registry の報告でも良好な初期成績が報告されている[5]．

　一方，留置の際に当院（済生会横浜市東部病院）では，①最後までゆっくりとした inflation を心がけること，②第二術者が普段の植込みと違い，著しい抵抗を感じたならば，最後まで造影剤を入れずに止めることもある．−1 mL underfill が結果として−2 mL underfill となってもそこで一旦終了している．もし弁周囲逆流が中等度以上残れば，後拡張をさらに 1 mL 追加して施行している．このような step-by-step の underfill＋ad-hoc post-dilatation も，ハイリスク症例をバルーン拡張型弁で治療する場合には慎重に考慮すべきである．

　一方，自己拡張型弁においては，留置自体で弁輪破裂を起こすことは通常ない．したがって境界域に際しては大きいほうのサイジングも可能となる．良好な弁周囲のシーリングと弁周囲逆流によ

る追加の後拡張回避を考慮すると，弁輪サイズ比（＝（弁周囲長－弁輪周囲長）/弁輪周囲長×100）が 10％以下にならないように注意する[6]．境界域でも，できれば 15〜20％の oversizing を選択する．しかし大きすぎると冠動脈閉塞や伝導障害，左室へのダイブインのリスクも上がる．CoreValve では冠動脈保護のため，最低限の Valsalva 洞径や高さも決められているのでそれも考慮する．

2）後拡張

Sapien 3 では左室側のいわゆる逆流防止スカート（polyethylene terephthalate cuff）のおかげで，より小さい oversizing でも弁周囲逆流の予防が可能になっている．これにより以前の Sapien や Sapien XT と比べ，弁輪破裂をきたすような aggressive なサイズ選択が必要なくなり，後拡張と弁周囲逆流の頻度も減少してきている[7]．しかし患者の解剖によっては，バルーン拡張型弁で弁輪破裂が避けられないこともある．このため術前 CT でハイリスク所見を認めた場合，自己拡張型弁を選択することも少なくない．

では自己拡張型弁を選択すれば解決するのであろうか．CoreValve US clinical trial では，782 患者（22％）に後拡張が行われたが，致死的な弁輪破裂が 3 例起こっている[6]．それらはすべて留置時ではなく後拡張で生じている．後拡張のバルーンサイズの選択は，平均弁輪径を超えないことが推奨されている[6]．このように aggressive な後拡張を避けるべき理由は，①いずれも軽度〜中等度の弁周囲逆流の比率は 1 年以内に改善傾向を示し，②それらの予後は，弁周囲逆流がない，または trivial な場合と同等であることが，CoreValve では報告されているからである[8]．

後拡張は弁輪破裂の原因だけでなく，脳梗塞や急性腎障害の頻度も上がるという報告もある[6]．このため後拡張を諦め，そのまま弁周囲逆流を許容する場合も多い．どの程度で許容するか，それは術前の大動脈弁逆流の程度，年齢などの患者自身の残された生命予後，術前の左室機能や心肥大，他の弁膜症の有無，血行動態（拡張期圧）などの情報も加味して，決定されることが多い．

c. 発生時の対応

留置直後に血圧低下をきたし，弁輪破裂を疑った場合は，ただちに大動脈造影にて造影剤の漏出部位を同定すべきである．血圧低下をきたす合併症は弁輪破裂だけではないため，的確な鑑別診断が必要である．経食道心エコーを使用していれば，弁周囲の血腫，心囊液貯留を確認する．弁輪部の血腫のみで心囊液が貯留してこなければ経過観察も可能な場合もある．

脈圧低下，奇脈，下大静脈拡張などの心タンポナーデ所見があれば，ただちに心囊穿刺ドレナージを施行する．その際，経大腿動脈アプローチであれば，まずはヘパリンの中和を行い，十分な降圧と，ドレナージした血液をそのまま大腿静脈に返血する，blood autotransfusion を行う[9]．弁輪破裂が生じ，上記の方法でも出血が止まらず，かつ貯留する量が多いため，循環が保てないようであれば，躊躇なく開胸手術へ移行するべきである．しかし元々開胸手術ハイリスク患者であり，周術期の死亡率は極めて高い．内科，外科，麻酔科の連携したハートチームでの適切な判断が要求される．

一方，経心尖アプローチの場合，上記のような血液貯留自体のタンポン効果は期待できないため，ヘパリン中和に加え，弁輪部を外から直接用手圧迫し，さらに縦隔や出血している部位の近傍にガーゼを詰めることで止血を行ったという報告もある[10]．しかしそれでも止血できなければ，やはり開胸手術に移行すべきである．

> **まとめ**
> - 術前 CT で弁輪面積，石灰化量と分布を把握し，ハイリスク患者を同定する．
> - バルーン拡張型弁の弁輪面積に対する 20％以上の過拡張，自己拡張型弁でも平均弁輪径を超えた後拡張は避けるべきである．
> - すべてが心タンポナーデを引き起こすわけではない．
> - 留置直後に血圧低下をきたした場合は，大動脈造影，経食道心エコーで弁輪破裂を必ず疑い，原因をすばやく鑑別する．
> - 心タンポナーデ所見を認めたら心囊ドレーンを挿入して大腿静脈に返血し，保存的に経過観察できるか，外科的手術へ移行すべきか，ハートチームで判断する．

文献

1) Genereux P, et al：Clinical outcomes after transcatheter aortic valve replacement using valve academic research consortium definitions：a weighted meta-analysis of 3,519 patients from 16 studies. J Am Coll Cardiol 2012；**59**：2317-2326

2) Barbanti M, et al：Anatomical and procedural features associated with aortic root rupture during balloon-expandable transcatheter aortic valve replacement. Circulation 2013；**128**：244-253

3) Hayashida K, et al：Potential mechanism of annulus rupture during transcatheter aortic valve implantation. Catheter Cardiovasc Interv 2013；**82**：E742-746

4) Blanke P, et al：Prosthesis oversizing in balloon-expandable transcatheter aortic valve implantation is associated with contained rupture of the aortic root. Circ Cardiovasc Interv 2012；**5**：540-548

5) Yashima F, et al：Impact of underfilling and overfilling in balloon-expandable transcatheter aortic valve implantation assessed by multidetector computed tomography：Insights from the Optimized CathEter vAlvular iNtervention（OCEAN-TAVI）registry. Int J Cardiol 2016；**222**：738-744

6) Harrison JK, et al：Balloon Post-Dilation Following Implantation of a Self-Expanding Transcatheter Aortic Valve Bioprosthesis. JACC Cardiovasc Interv 2017；**10**：168-175

7) Webb J, et al：Multicenter evaluation of a next-generation balloon-expandable transcatheter aortic valve. J Am Coll Cardiol 2014；**64**：2235-2243

8) Popma JJ, et al：Transcatheter aortic valve replacement using a self-expanding bioprosthesis in patients with severe aortic stenosis at extreme risk for surgery. J Am Coll Cardiol 2014；**63**：1972-1981

9) Hayashida K, et al：Successful management of annulus rupture in transcatheter aortic valve implantation. JACC Cardiovasc Interv 2013；**6**：90-91

10) Subban V, et al：Conservative management and resolution of a contained rupture of aortic annulus following transcatheter valve replacement. JACC Cardiovasc Interv 2013；**6**：e33-34

4 心タンポナーデ

ケーススタディ：Case 1

80歳代，女性．Sapien XT 23 mm の植込み直後から血圧低下を呈し，経食道心エコーにて急速に心嚢液貯留を認め（図1B），心タンポナーデと診断した．原因は stiff wire（図1A 矢印）による左室穿孔であった．

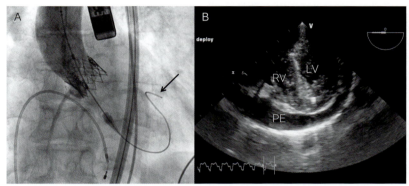

図1 Case 1 の術中所見
LV：左室，RV：右室，PE：心嚢液．

ケーススタディ：Case 2

80歳代，女性．Sapien XT 23 mm の留置直後に血圧低下をきたし，大動脈造影にて弁輪破裂（図2A 矢印）を認め，経食道心エコーにて心嚢液貯留あり心タンポナーデと診断した（図2B）．開胸にて心嚢ドレナージ，出血部の用手圧迫を行って止血に成功し，弁機能は保たれていたため外科的大動脈弁置換術は行わずに経過観察とした．

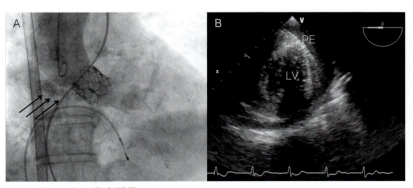

図2 Case 2 の術中所見
LV：左室，PE：心嚢液．

1 何が問題となるか

心タンポナーデは TAVI 手技中，手技後に起こる重篤な合併症の 1 つである．一旦心タンポナーデが起きると致死率は 23.5％という報告もあるように高い致死率を有し[1]，非常に予後不良である[3]．TAVI における心タンポナーデの頻度は 0.6〜4.6％と報告されている[2]．これはもともと TAVI が開胸手術困難もしくはハイリスク患者群に対して行われており，高齢もしくは複数の併存疾患がありかつフレイル（frailty）が高いため，合併症発症後の予後が不良と考えられる．

心タンポナーデ発症の主な原因としては，①経静脈ペーシングカテーテルによる右室穿孔，②超硬性ガイドワイヤーによる左室穿孔，②'カテーテルデバイスのノーズコーンによる左室穿孔，③大動脈弁のバルーン拡張時もしくはバルーン拡張型デバイス留置時の大動脈基部・弁輪部破裂，④経心尖アプローチでの左室心尖部からの出血，または⑤上行大動脈解離によるものが挙げられる．

一時的経静脈ペーシングカテーテル留置は TAVI 治療において rapid pacing あるいは control pacing を行うため，また術後房室ブロックによる TAVI 後のペースメーカが必要になる可能性があるので必須である．ペーシングカテーテルによる右室穿孔は TAVI 中の心タンポナーデ発症原因の中で最も割合が高かったという報告もある[3]．高齢者は右室壁が薄く穿孔のリスクが高いと言われているためTAVI 治療となるような患者群はより注意が必要である．

TAVI 手技中，左室内での超硬性ガイドワイヤーのコントロールは非常に重要であり，ガイドワイヤーの不適切な位置での手技の継続により左室穿孔が起こり心タンポナーデを発症することがある．

デバイスを左室内に通過させた際，もしくはデバイス留置の際にノーズコーンが徐々に先端に向かうデバイスの場合，ノーズコーンの先端の確認を怠るとノーズコーンでの左室穿孔が起こることがある．

大動脈弁のバルーン拡張する場合，石灰化を押し広げることで大動脈弁基部・弁輪部・左室流出路の破裂によって心タンポナーデを発症することがあり，その頻度は約 1.1％程度と報告されている[2]．この場合多くは急激な心嚢液貯留を認め心タンポナーデを発症することが多い．

経心尖アプローチは最小侵襲のオフポンプ手技であり，経大腿動脈アプローチ TAVI 困難な患者において選択されるが，左室心尖部からのシース挿入が必要となるため，アプローチ部位からの出血には非常に注意が必要であり心タンポナーデの原因となる．

TAVI 中の上行大動脈解離は stiff wire によるもの，バルーン拡張後，もしくはバルーン拡張型デバイス留置後に起こることが多い．今までのレジストリーからの報告では 0.2％程度と言われている（15,964 人中 33 人）[4]．

2 予防と対策

心タンポナーデ発症の予防にはデバイスの位置を透視下ならびにエコーで確認しながら手技を行うことが重要である．特にガイドワイヤーによる左室穿孔を避けるためには，左室内での至適なガイドワイヤーの位置を透視下，かつ経食道心エコーもしくは経胸壁心エコーにて確認することは非常に重要なポイントである．stiff wire には Amplatz super stiff，Lunderquist などがあるが先端を J 型カーブに曲げることで左室穿孔のリスクを減らすことが可能である[5]．また pre-shape されている Safari ガイワイヤーが現在は多く使われており，左室内での操作が安全となったため左室穿孔のリスクが減っていると考えられる（p165 参照）．大動脈基部・弁輪部破裂を未然に防ぐためには，あらかじめ CT・エコーでの計測が非常に重要であり，大きさはもちろんのこと，石灰化の位置・量などを正確に同定することで指摘なデバイスの種類・サイズを選ぶことが必要である．

迅速な診断を行うためには，エコーで心囊液の貯留がないかを常にエコー担当者がチェックしておくこと，ならびにエコー医は異常があればすぐに術者に知らせるなど早期発見が非常に重要である．左室穿孔や大動脈基部・弁輪部破裂が起こった場合は急激に心囊液の貯留を認め，血行動態が急激に変動することがあるため迅速な対応が必要である．

診断が確定したら，心膜穿刺，同時に輸液・薬剤の投与などの処置を速やかに行う．出血がコントロールできなければ，開胸での心膜切開からのドレナージ，出血部位の修復の処置などが必要になることがある．根治的治療は開胸での外科的な治療がほとんどではあるものの合併症後の緊急開胸手術後の予後は不良であるため，心囊ドレナージ後循環動態が安定していれば経過観察の選択肢を考えることも重要である．TAVI 中の心タンポナーデへの対応はハートチーム全体での迅速な判断が求められる．

> **まとめ**
> - 心タンポナーデは致死率の高い合併症であり，迅速な診断が重要である．
> - 原因を可及的速やかに検索して適切な治療法を選択する．

文献
1) Fassa A, et al：Mechanisms and management of TAVR-related complications. Nat Rev Cardiol 2013；**10**：685-695
2) Généreux P, et al：Clinical outcomes after transcatheter aortic valve replacement using valve academic research consortium definitions：a weighted meta-analysis of 3,519 patients from 16 studies. J Am Coll Cardiol 2012；**59**：2317-2326
3) Rezq A, et al：Incidence, management, and outcomes of cardiac tamponade during transcatheter aortic valve implantation：a single-center study. JACC Cardiovasc Interv 2012；**5**：1264-1272
4) Walther T, et al；GARY Executive Board：Perioperative Results and Complications in 15,964 Transcatheter Aortic Valve Replacements：Prospective Data From the GARY Registry. J Am Coll Cardiol 2015；**65**：2173-2180
5) El-Gamel A：Cardiovascular collapse during transcatheter aortic valve replacement：Diagnosis and Treatment of the "Perilous Pentad". Aorta（Stamford）2013；**1**：276-282

IV 症例から学ぶ合併症とその対策（心臓合併症）

5 房室ブロック

ケーススタディ

　80歳代男性，重症大動脈弁狭窄症（AS）によるうっ血性心不全で他院に入院し，退院後 TAVI 治療目的に当院（豊橋ハートセンター）に紹介受診となった．来院時の心電図は洞調律，完全右脚ブロック（CRBBB）であった（図 1A）．TAVI を施行する方針となり，右大腿動脈から Sapien 3 26 mm を留置した．弁は至適位置に留置されたが（図 1C），留置直後より完全房室ブロック（CAVB）による徐脈となった（図 1B）．

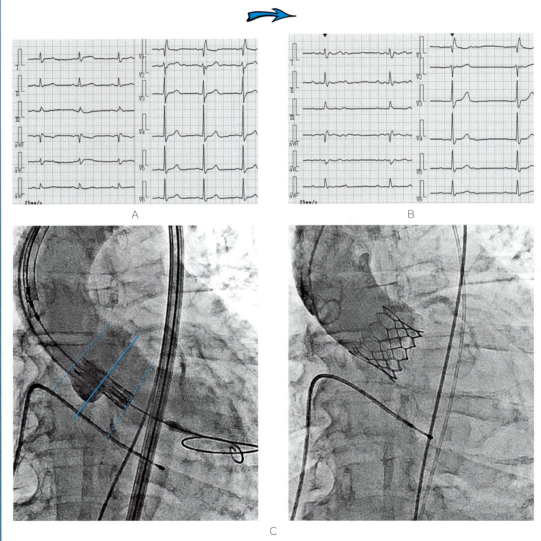

図 1　Case の心電図（A：術前，B：術直後）と術中画像（C）

temporary pacing を行い，集中治療室に帰室したが，術後1時間で洞調律に復帰した．術後1日目に temporary pacing を抜去したが，術後3日目から無症状の発作性 CAVB を認めるようになった．回復を期待して経過観察としていたが，術後5日目に CAVB による失神を認め，緊急 temporary pacing を施行した．その後も頻回に pacing が必要となり，術後7日目に恒久的ペースメーカ留置術（PMI）を施行する方針となった．術後14日目に独歩退院となった．

考察：本症例のように，術前の CRBBB は CAVB の回復率が低く，一時的に回復を認めても，数日後に再発する症例が散見される．術前の CRBBB の存在は，術後に回復率の低い CAVB の発症の危険因子であり，より注意が必要であると言える．

① 何が問題となるか

房室ブロックは TAVI 後に PMI を要する合併症として最も頻度が高い．本邦における医師主導の TAVI レジストリーである Optimized CathEter vAlvular iNtervention-TAVI（OCEAN-TAVI）registry の成績にける新規の PMI 率は，バルーン拡張型生体弁を使用した Edwards Lifesciences 社の Sapien XT で 6.8％（84/1236），新規のバルーン拡張型生体弁である Sapien 3 ではより発生頻度が高く 10.0％（13/130）に認められた．海外の報告でも，術後の PMI 率は Sapien XT より Sapien 3 のほうが高いことが報告されている．

Sapien 3 valve は弁周囲逆流の減少を目的としたインナースカート構造を持っており，さらに Sapien XT より valve の長軸方向の長さが延長している．この構造の変化が PMI 率の上昇に影響していると言われている．当初推奨されていた位置より高く置くことで，PMI 率が改善することが知られている（図2）[1,2]．自己拡張型生体弁を使用した Medtronic 社の CoreValve では，OCEAN-TAVI registry における PMI 率はさらに高く，23.5％（31/132）に認められた．自己拡張型の生体弁は刺激伝導系への影響が大きくバルーン拡張型と比較して頻度が高まるというものは過去の報告に一致するものであった．CoreValve を使用する際も，弁の留置位置が低い場合，伝導障害による PMI 率が有意に上昇することが知られている[3]．新規の自己拡張型生体弁である Evolut R では，初期成績における PMI 率は 16.4％と改善が認められており，リキャプチャーシステムにより留置位置を調整することで CoreValve より PMI 率を低下することに寄与している[4]．本邦における新規 valve の成績については，今後のデータの蓄積が待たれる．

TAVI 後に発生する CAVB の多くは術直後（TAVI 後24時間以内）から認められるが，一部に TAVI

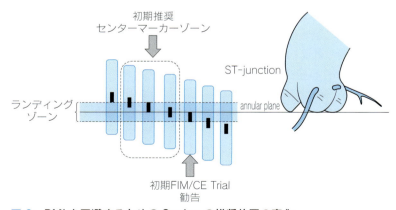

図2　PMI を回避するための Sapien の推奨位置の変化
（Marco B：JACC Cardiovasc Interv 2016；9：814-816 より引用）

IV 症例から学ぶ合併症とその対策（心臓合併症）

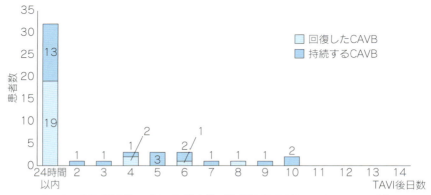

図3 Sapien XT 留置後の CAVB 発生数（OCEAN-TAVI registry データ）

後24時間以降に発生するものも報告されている．OCEAN-TAVI registry における Sapien XT に限定した分析では，TAVI 後の CAVB の発症率は 6.9％ で認められ，術直後に発症する CAVB は洞調律への回復率が高く約 50％ が PMI を必要としなかった（recovery CAVB）が，一方で TAVI 後 24 時間以降に発症する CAVB は回復率が低く，PMI を要したのは約 75％ であった（non-recovery CAVB）（図3）．また，TAVI 後 10 日目に CAVB を発症した例や，退院後に CAVB を発症する例も認められるなど，個々の症例で経過が多岐にわたることにも留意する必要がある．

② 予防と対策

臨床上問題となるのは，CAVB の発症をいかに予測し，発症した場合に PMI の適応について適切に判断するということである．OCEAN-TAVI registry では，術後の CAVB に対して PMI を施行したもののその後は洞調律で経過し，ペースメーカ留置が不要だったと考えられる症例が 16.7％ に認められている．

a．CAVB の発症時期と傾向

Sapien XT に限ったものであるが，OCEAN-TAVI registry では図3に示したとおり，TAVI 後の重度 AVB，CAVB の約 70％ が術後 24 時間以内に発症し，30％ は術後 24 時間以降に発症していた．したがって，術前と術直後に心電図の変化を認めなかった症例でも，術後 24 時間以内はもちろん，集中治療室からの退室後も心電図モニターでの観察を行うことが推奨される．可能であれば退院時まで心電図モニターによる観察を行うことが望ましい．

Sapien 3，Evolut R 等の新規 valve の登場から，TAVI のより低侵襲化が図られ，早期退院が主流となりつつあるが，遅発性に発症する CAVB は退院後の突然死の原因となりうる．術前の CRBBB の存在が，術後 CAVB の発症率および低回復率の独立した予測因子であることが明らかになっており，術前に CRBBB を認める場合は術後の入院期間をやや長めに設けることが推奨される．術前の心電図で明らかな伝導障害を認めない症例であっても，遅発性の CAVB が 1.0％（5/480）に発症していることは注目すべき点である．現段階で遅発性 CAVB 発症の予測因子は明らかではなく，今後のデータの蓄積が待たれる（図4）．

5 房室ブロック 157

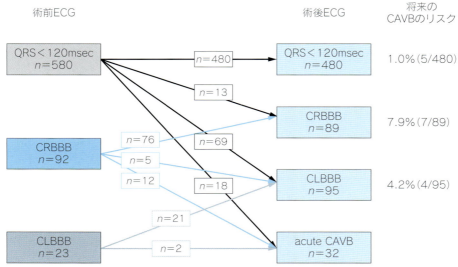

図4 TAVI後のCABV発症の予測因子（OCEAN-TAVI registryデータ）

表1 心臓手術，TAVI，心臓移植後のペーシング（EHRA 2013 ガイドライン）

勧告	Class	Level
1）心臓手術やTAVI後の高度または完全房室ブロックへの対応： 洞調律に回復する可能性があるため，術後7日間の経過観察期間を設ける． しかし，レートが遅い補充調律の完全房室ブロックが生じた場合は回復が望めないため，この観察期間は短縮する．	I	C
2）心臓手術や心移植後の洞不全への対応： 洞不全が改善するか判断するため，術後5日間から数週間の経過観察期間を設ける．	I	C
3）心移植後の変時性不全への対応： 心移植後慢性期に変時性不全のためにQOLを損なっている場合は，恒久的ペースメーカ植込み術を考慮する．	IIa	C

（Brignole M, et al：Europace 2013；**15**：1070-1118 より引用）

b. TAVI後のCAVBに対する治療方針

　PMIの至適時期については，未だに明確な判断基準は確立されていない．2013年のEuropean Society of Cardiology（ESC）Cardiac Pacing and Cardiac Resynchronization Therapyでは，術後の高度房室ブロックに対しては7日間程度の経過観察を推奨しており，CAVBに対しては観察期間をより短くするよう推奨している（**表1**）[5]．

　Sapien XTに限ったOCEAN-TAVI registryのデータにおけるTAVI後のCAVBの管理についての検討を**図5**に示す．術前のCRBBBがある場合に発症したCAVBの回復率は30%と低く，術前にCRBBBを認めない症例でもTAVI後24時間以降に発症した遅発性CAVBは回復率が低い．以上の2群は，早期のPMIを積極的に検討する．しかし，術前にCRBBBがない症例でTAVI後24時間以内に発症したCAVBは，回復率が高いため2～3日程度の経過観察も可能ではないかと考えられる．

　本項で示したOCEAN-TAVI registryのデータは，現段階ではSapien XTに限られたデータであり，新規valveの傾向とは異なる部分もある．今後のデータの蓄積と，それぞれのデバイスに応じた至適管理方法を追求することが求められる．

IV 症例から学ぶ合併症とその対策（心臓合併症）

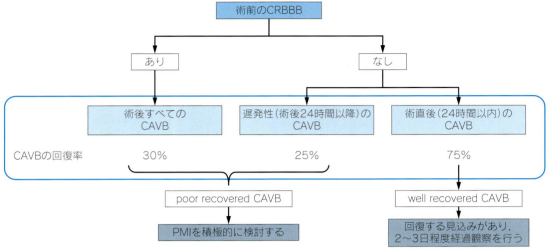

図5 CAVB の管理

まとめ
- CAVB は TAVI 後に PMI を要する合併症として最も頻度が高い．
- TAVI 後 24 時間以内に発症した CAVB は回復する率が高いが，24 時間以降に発症した CAVB は持続する可能性が高い．
- 術前の CRBBB は，TAVI 後 CAVB 発症リスクになることに加え，CAVB が回復しにくい危険因子となる．

文献
1) De Torres-Alba F, et al：Changes in the pacemaker rate after transition from Edwards SAPIEN XT to SAPIEN 3 transcatheter aortic valve implantation：The critical role of valve implantation height. JACC Cardiovasc Interv 2016；**9**：805-813
2) Marco B：Increased pacemaker implantation rate after new-generation balloon-expandable SAPIEN 3 Valve. JACC Cardiovasc Interv 2016；**9**：814-816
3) Anna SP, et al：Optimal implantation depth and adherence to Guidelines on Permanent Pacing to Improve the Results of Transcatheter Aortic Valve Replacement with the Medtronic CoreValve System. JACC Cardiovasc Interv 2015；**8**：837-846
4) Popma JJ, et al：Early clinical outcomes after transcatheter aortic valve replacement using a novel self-expanding bioprosthesis in patients with severe aortic stenosis who are suboptimal for surgery：Results of the Evolut R U. S. Study. JACC Cardiovasc Interv 2017；**10**：268-275
5) Brignole M, et al：2013 ESC guidelines on cardiac pacing and cardiac resynchronization therapy：the task force on cardiac pacing and resynchronization therapy of the European Society of Cardiology (ESC). Developed in collaboration with the European Heart Rhythm Association (EHRA). Europace 2013；**15**：1070-1118

6 弁脱落

ケーススタディ

　60歳代男性，NYHA Class Ⅲ，重症大動脈弁狭窄症（AS）患者（経胸壁心エコー；弁口面積トレース：0.57 cm^2，大動脈弁圧較差：最大 127 mmHg，平均 69 mmHg，最大弁口血流速度：5.6 m/sec）．EuroSCORE 11.74％，STS PROM 6.77％，多発性筋炎に対する長期ステロイド服用の既往から全身動脈硬化が高度でかつ porcelain aorta を認め，high frailty であることから，ハートチームで検討した結果，TAVI の適応となった．

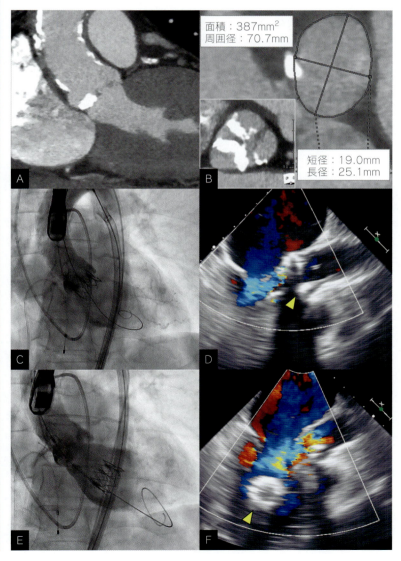

図1　Case の画像

A：術前CT（coronal plane）では上行大動脈の石灰化と著明な左室肥大を認める．

B：術前CT弁輪部計測（axial plane）（左下：無冠尖，右冠尖に偏在した高度石灰化）．

C：Sapien XT（23 mm，-2 mL underfilling）で留置後の大動脈造影．低位留置と弁拡張不良を認め，中等度の弁周囲逆流を認める．

D：Sapien XT 23 mm留置直後の経食道心エコーでは，低位留置と中等度の弁周囲逆流に加え，僧帽弁前尖に対する干渉を認める．

E，F：後拡張目的で，再度デリバリーシステムを進めた際，留置弁が左室内に脱落した．

DとFの黄色の矢頭はそれぞれ低位留置弁と脱落弁を示している．

術前 CT における弁輪部測定値（面積：387 mm², 長径/短径：25.1/19.0 mm：図 1B），無冠尖と右冠尖に偏在する高度石灰化の分布（図 1A）を考慮し，20 mm バルーンで前拡張を行ったうえで，23 mm Sapien XT 留置に対する underfilling の程度を最終決定する方針とした．

全身麻酔下に，左大腿動脈から穿刺法で 16 Fr E-sheath を挿入した．4 Fr Judkins' Right（JR）カテーテルと Radifocus（ストレート：テルモ社）で大動脈弁を通過，その後，pigtail カテーテルサポート下に Extrastiff（0.035 インチ：AES）に交換した．rapid pacing 下に施行した 20/40 mm バルーン（付属）の前拡張時の造影では，明らかなリークを認めず，透視上，無冠尖の高度石灰化が大きく変位したことから，弁輪部破裂のリスクを考慮して，23 mm（−2 mL underfilling）を留置する方針とした．

しかし，前拡張後から持続性心室頻拍に移行し，血行動態が不安定となったため，速やかに弁留置を行う必要に迫られた．その結果，予定より低位留置かつ拡張不全となり，中等度の弁周囲逆流を認めたため（図 1C, D），後拡張目的で再びシステムを進めたが，その際，留置弁が左室に脱落した（図 1E, F）．血行動態破綻をきたしたため，速やかに経皮的心肺補助装置（PCPS）と大動脈バルーンパンプ（IABP）を挿入して循環を維持した後，開胸・開心術により脱落弁を回収，19 mm 生体弁（Trifecta：St. Jude Medical 社）を用いて外科的弁置換術を施行した．

術後，後頭葉脳梗塞を発症して視野障害の後遺症は残るものの，術後 23 日目にリハビリ目的で生存転院した．

考察：当院（新東京病院）において比較的初期に経験した，Sapien XT proximal embolization である．本症例では，偏在性高度石灰化を伴う 23 mm 弁適応症例に対し，弁輪部破裂のリスクを考慮して①−2 mL underfilling，②血行動態不安定下で留置した結果，③低位留置かつ拡張不全となり，後拡張目的で行ったシステム操作によって，留置弁が左室方向へ移動して，弁脱落に至ったと判断される．

① 何が問題となるか

弁脱落（valve embolization）とは，TAVI において，人工弁が大動脈弁輪部より逸脱した状態となる合併症である．弁脱落は，生命予後に関わる重篤な合併症の 1 つであり，本項ではその概要，原因と対策について概説する．

a. 分類と発生頻度

弁脱落は，人工弁が脱落する方向により，大動脈側（distal embolization）と左室側（proximal embolization）に，また発症時期により，術中（弁留置時または直後），早期（留置 1 時間以内），晩期（留置 1 時間以降）に分類される[1]．その多くは術中に発症し，迅速な判断と対応が要求される．

現在本邦においては，Sapien XT および Sapien 3（Edwards Lifesciences 社）と CoreValve/Evolut R（Medtronic 社）が保険償還されている．いずれの弁においても本合併症は報告されており，また逆行性アプローチ（retrograde approach），順行性アプローチ（antegrade approach）いずれでも起こりうる．その発症頻度は 0.5〜8%[2] とされているが，報告時期により差があり，後述のように，術者の習熟度に依存する傾向にあるため，現在は比較的まれな合併症とされている．

b. 発症要因

弁脱落は，①人工弁が留置される位置と，②人工弁に加わる物理的な力の，双方の要因によって発症する．また，それらを規定する要因として，①解剖学的要因と，②手技的要因があり，それら

について概説する.

c. 解剖学的要因（大動脈弁，上行大動脈，左室，その他）

1）大動脈弁：石灰化の程度や偏在性，二尖弁

　石灰化の分布が三尖において不均一であった場合，人工弁の拡張不全や，その固定が不十分になることがある．また，大動脈弁石灰化が比較的少ない症例では，人工弁のアンカー（anchor）が不十分になることもある．

　大動脈弁二尖弁症例では，人工弁留置の際に，perpendicular view の評価が困難な結果 malposition となる場合や，弁拡張不全および弁周囲逆流を残す可能性がある．

2）上行大動脈：水平大動脈（horizontal aorta）

　自己弁に対する人工弁の同軸性（coaxial）の実現や保持が困難となり，人工弁の固定が不安定となる可能性がある．

3）左室：心室中隔基部肥厚（閉塞性肥大型心筋症，S 状中隔）

　重症大動脈弁狭窄症例では，一般的にびまん性の左室壁肥厚を認めるが，心室中隔基部に著しい肥厚を認めた場合，人工弁の左室側と肥厚した心室中隔が干渉し，弁の変形や移動（migration）の原因となりうる．また，左室内へのワイヤリングの際，ワイヤーを理想的な位置への固定するのが妨げられる結果，弁留置の際にデバイスの固定が不安定となる場合がある．

4）その他：僧帽弁置換術後

　大動脈弁との解剖学的位置関係から，弁留置に際して置換僧帽弁が干渉することで，拡張不全や migration の原因となる可能性がある．僧帽弁位の人工弁によって，TAVI 人工弁との干渉具合が異なるとされており，僧帽弁置換術時の手術記録などから，その種類やサイズを確認する必要がある．

d. 手技的要因

　手技的要因の多くは，解剖学的要因と大きく関連する．正確な画像診断と手技のプランニングが必要であるが，詳細は他項を参照されたい．

　文献的には，不適切な弁サイズ（一般的には undersize），極端な高位または低位留置，人工弁の不全拡張はそのリスクとされる[1]．それらを回避するためには，①可能な限り安定したガイドワイヤーの留置（筆者らは心尖部へのワイヤー留置を好んでいる），②自己弁に対する人工弁の同軸性保持，③人工弁の十分な拡張を得ること，である．さらに，自己弁の狭窄度や石灰化の程度や分布によっては，弁の位置調整が困難となる場合や，弁を通過させただけで血行動態が不安定となり，人工弁の位置調整に十分な時間がかけられない場合もあるため，必要に応じて前拡張も考慮される．

　また，適切な perpendicular view を得るためには，術前 CT などを参考に，確実な造影と適切な投影角度を探索し，術者間で合意を得る必要がある．

　もう一つ重要な点として，temporary pacing リードの確実な留置が挙げられる．バルーン拡張型人工弁拡張を開始した後にペーシング不全が生じた場合，十分な血圧低下が得られず，高位留置や脱落の原因となるため，弁留置開始前には入念に確認する．自己拡張型人工弁についても同様に，ペーシング不全により，期外収縮の発生や，心房細動下で心拍出が一定しない場合には，ポップアップのリスクとなりうる．

② 弁脱落症例の転帰

　弁脱落症例に関する経過と予後を文献的報告から概説する．前述のように，その多くは術中に発

症するため，診断は容易になされる．しかし，血行動態的特徴や画像所見（X線透視と超音波による人工弁の位置，拡張，弁周囲逆流などの評価）から，その前兆を診断することが重要であり，「対策」の項で解説する[3]．

　術中発症の場合，血行動態破綻を伴う場合が多く，ハートチームの連携によって，薬剤投与や機械的循環補助が迅速に施行される必要がある．PARTNER trial[1]では，2554症例中，全体で26例（1.01％）の弁脱落を認め，そのうち14例（53.8％）が経皮的手技，12例（46.2％）が外科的手技により治療されたと報告されている．弁脱落症例は非脱落症例に比べ，有意に1年後の全死亡率（50.5％ vs 21.0％，$p<0.0001$），心血管死亡率（27.9％ vs 9.3％，$p=0.0002$）が高く，特に30日以内死亡率が高い（それぞれ，26.9％ vs 5.8％，$p<0.0001$，23.4％ vs 4.2％，$p<0.0001$）．

　また，まれではあるが，晩期脱落症例の報告も散見される[4]．多くは急激な血行動態破綻や急性左心不全として発症し，心肺蘇生や循環補助を要しながら，より高率に開胸開心術の適応となる（約80％）[2]．その死亡率は30％程度と高く，そのため，不完全弁留置症例（拡張不全や高位または低位留置）や，中等度以上の残存大動脈弁逆流症を認める症例では，比較的短期間での入念なフォローアップが望ましい．

　筆者らはイタリア留学中，TAVI 21日後にSapien XT弁が左室側に脱落し，外科的弁置換術が必要となった症例を報告している[5]．この症例では，前拡張後に高度大動脈弁逆流をきたし，血行動態が破綻した状態で早急に弁留置を行う必要があった．結果的に人工弁が低位留置となり，かつ自己弁の偏在性石灰化から弁輪破裂のリスクを考慮し，後拡張を施行しなかったためと考察している．

③ 予防と対策

a. 予防

　前述のように，弁脱落のリスクとなる解剖学的特徴と手技的要因は，既にある程度明らかにされている．その特徴を十分理解し，いくつかの画像評価を組み合わせて術前リスク評価を行い，確実な手技のプランニングを行う必要がある．最も重要な点は，弁脱落が各施設における初期症例に多く，術者の習熟度に大きく依存するという点である．つまり，多くは術者によってコントロール可能な合併症であると言える．

　また，高位または低位留置症例などに対して行われる追加手技は，弁脱落に対する広義の予防と言えるが，その意義と術操作は，弁脱落に対するものと重複するため，この場では割愛する．

b. 対策

　ここではdistal embolizationとproximal embolizationに対する，経皮的インターベンションについて概説する．

1) distal embolization

　弁留置に際し，人工弁が大動脈側へ偏位して留置された場合，valve in valveを考慮する．同手技により，first valveの固定と残存大動脈弁逆流を制御することが目的である．脱落弁の周囲大動脈径や弁の拡張程度に応じ，必要であればfirst valveの追加拡張を行ったうえで，再度，second valveを通過させて適切な留置操作を行う．その際，冠動脈閉塞には十分注意し，そのリスクがある場合は，あらかじめ必要な対処を行う（wire protectionや，入口部へのステント留置など）．

　一方，人工弁が大動脈側に完全に脱落した場合，脱落弁を可能な限り適切な部位（脱落弁の最大拡張で留置可能な大動脈径の部位）へ誘導したうえで，追加拡張を行って脱落弁を大動脈内に完全

に留置する．その際，脱落弁遠位における half inflation balloon や，特に CoreValve 症例においてはスネアを delivery hook にかけることで，脱落弁を誘導する．大動脈分枝の閉塞，脱落弁操作に伴う大動脈損傷や，粥腫などによる末梢塞栓には十分注意する．また，second valve のデリバリーに際しては，ガイドワイヤーのテンションを変えるなどの操作によって，first valve との干渉を避ける[6]．

2）proximal embolization

弁留置に際し，人工弁が左室側へ偏位して留置された場合も，同様に valve in valve を考慮する．この場合，残存大動脈弁逆流のみではなく，僧帽弁前尖と干渉して，僧帽弁逆流症を呈することがある．そのため，valve in valve に先行して，可能な限り first valve の pull-back 操作（distal embolization 同様）も試みられる．pull-back 操作は，超音波における大動脈弁または僧帽弁逆流の減少，拡張期圧の上昇や左室拡張末期圧の低下などを指標として step-by-step で行われるが，実際は困難な場合も多いとされる．必要に応じて適切な追加拡張を行って first valve を固定したうえで，second valve の留置を行う．その際，房室伝導障害やデリバリー操作による first valve の左室脱落を起こさないように十分注意する．

一方，人工弁が左室内に完全に脱落した場合，その多くは開心術による弁回収が必要となる．

> **■まとめ●**
> - 弁脱落は致死的合併症であるが，術者の習熟度に依存する，予防可能な合併症である．
> - 弁脱落のリスクとなる解剖学的特徴：大動脈弁（石灰化の程度や偏在性），上行大動脈（horizontal aorta），左室（閉塞性肥大型心筋症や S 状中隔）について，術前画像診断で十分評価を行う．
> - 左室内の確実なワイヤーポジションでデバイスを安定させ，人工弁の高位/低位留置に注意する．その際，バルーン拡張型弁の場合は，確実な rapid pacing により十分な血圧低下を得ること（自己拡張型弁の場合は，controlled pacing による血行動態の安定化）が重要である．
> - スネアカテーテルによる人工弁の pull-back や valve in valve など，経カテーテル的な対処法について習熟しておく必要がある．また開胸手術への移行については，ハートチームで迅速に判断する．

文献

1）Makkar RR, et al：Determinants and outcomes of acute transcatheter valve-in-valve therapy or embolization：a study of multiple valve implants in the U. S. PARTNER trial（Placement of AoRTic TraNscathetER Valve Trial Edwards SAPIEN Transcatheter Heart Valve）. J Am Coll Cardiol 2013；**62**：418-430

2）Mylotte D, et al：Transcatheter heart valve failure：a systematic review. European heart journal. 2015；**36**：1306-1327

3）Ussia GP, et al：Management of implant failure during transcatheter aortic valve implantation. Catheter Cardiovasc Interv 2010；**76**：440-449

4）Clavel MA, et al：Severe valvular regurgitation and late prosthesis embolization after percutaneous aortic valve implantation. Ann Thorac Surg 2009；**87**：618-621

5）Naganuma T, et al：Late downward dislocation of a balloon expandable valve into the left ventricular outflow tract following transfemoral transcatheter aortic valve implantation. Circ J 2013；**77**：1345-1347

6）Sarkar K, et al：CoreValve embolization：technical challenges and management. Catheter Cardiovasc Interv 2012；**79**：777-782

7 左室穿孔

ケーススタディ

70歳代女性．肝硬変，糖尿病の既往のある重症大動脈弁狭窄症（AS）の患者である[1]．経胸壁心エコー検査では，大動脈弁の最大圧較差は99.9 mmHg，AVAは0.72 cm^{2}であった．外科手術のハイリスク症例であり，外科的大動脈弁置換術は施行しない方針となっていたが息切れが著明であったため，対症療法として，経皮的大動脈弁バルーン形成術（BAV）を施行した．なお，この時点では本邦でTAVIは未承認であった．

経大腿動脈アプローチを用いた．5 FrのJudkins Right（JR）カテーテルおよびRadifocus half-stiff straight wire（テルモ社）で，大動脈弁をワイヤー通過させ，Radifocus wireを0.035インチAmplatz super-stiff guidewire straight 3.5 cm Tip（Boston Scientific社）に変更した．160 bpmのrapid pacing下で18 mmのバルーン（Z-MEDII；NuMED, Hopkinton社）を用いてバルーン拡張術を行ったが，拡張過程でバルーンが左室側にスリップした．バルーンをただちに左室から引き抜き，再度バルーンを大動脈弁に通過させ，170 bpmのrapid pacing下でバルーン再拡張を行った．2度目の拡張ではバルーンはスリップせず，大動脈弁を拡張することができた．

ところが，その約50秒後に血圧低下と心エコー上の心囊液貯留を認めた．プロタミン50 mgを投与し，心囊穿刺，心囊液ドレナージを行うと速やかに血圧は上昇した．しかし，持続的な心囊ドレナージを要したため，PCPSとIABPを導入し，開胸術に移行した．手術所見では左室側壁に3 mm大の裂孔を認めた．bovine pericardial patchを使用し左室修復術を行ったが，患者は術後第2日にDICで死亡した．

考察：本症例はワイヤー先端またバルーン先端によって左室が損傷されたと考えるが，その原因の1つとして，バルーン拡張時のワイヤー先端の位置が心尖部ではなく，左室側壁にあったことが挙げられる（図1）．ワイヤーが側壁に位置している場合には大動脈弁と左室側壁の距離が短く，バルーンスリップ時に左室損傷を起こしやすくなる．stiff wireの先端を心尖部に留置することの重要性（後述）を示唆する症例である．

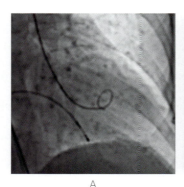
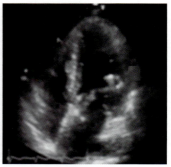

図1 Caseの画像
A：前方透視像．stiff wireは側壁にある．
B：経食道心エコーでもstiff wireは側壁にある．

① 何が問題となるか

a. 発生頻度，死亡率

左室穿孔は TAVI の重篤な合併症の 1 つである（本項では便宜上 BAV 症例で解説）．TAVI 中の左室穿孔の発生頻度は 0.7〜1.0％と報告されている[2-5]．左室穿孔時には心タンポナーデを続発し，心嚢穿刺，心嚢ドレナージを要するが，治療には心嚢ドレナージだけでは不十分であり，開胸術，左室壁修復術を要することがほとんどである[3,4]．左室穿孔を発生した場合の死亡率は 25％と報告されている[3,4]．

b. 左室穿孔が起こる機序，タイミング

左室穿孔は stiff wire または大動脈弁形成術用のバルーンによって起こると考えられている[1,4]．stiff wire は BAV 用バルーンまたは人工弁をデリバリーする際に使用される．穿孔が起こるのは，ワイヤー留置時，人工弁デリバリー時が多い[4]．また，BAV 時にバルーンがスリップした場合にも起こりうる[1]．stiff wire の先端部位だけでなく，カーブがつけられた部位（ワイヤーの腹）でも左室を損傷すると報告されている．ワイヤーに十分なカーブがついていたとしても，デバイスデリバリー時にワイヤーが左室に強く押しつけられることで，左室を裂いてしまう可能性がある[4]．

② 予防と対策

TAVI のデバイスを左室内にデリバリーする際には，強いサポートを得るために stiff wire が必須であるが，左室損傷のほとんどはその stiff wire で起こるため，その取り扱いには注意が必要である．左室穿孔の予防のポイントは，①stiff wire の選択，②stiff wire の種類に応じたワイヤーの曲げ，③stiff wire 先端のポジショニングである．

a. ワイヤー選択

国内で多く使用されているデバイスデリバリー用の stiff wire は 6 種類ある（2018 年 5 月現在，表 1）．Safari2 および Confida はワイヤー先端が pre-shape された TAVI 用のワイヤーであり，国内の多くの施設で使用され始めている（図 2）．

b. ワイヤーのカーブ

1) non pre-shaped wire の場合

stiff wire が pre-shaped wire ではない場合には，使用前にワイヤー先端にカーブ（曲げ）をつける．筆者らはシース付属のメスを利用して「曲げ」をつくることが多いが，好みのもの（指先，シリンジなど）を使用すればよい．

表 1　日本で使用されている stiff wire（2018 年 5 月現在）

商品名	メーカー
・Amplatz super stiff guidewire 260 cm	Boston Scientific 社
・Amplatz extra stiff guidewire	COOK 社
・Safari2 small pre-shaped	Boston Scientific 社
・Safari2 extra small pre-shaped	Boston Scientific 社
・Safari2 large pre-shaped	Boston Scientific 社
・Confida guidewire	Medtronic 社

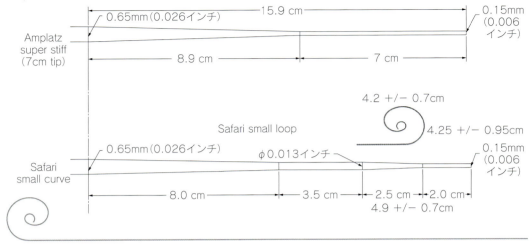

図2 stiff wire の例

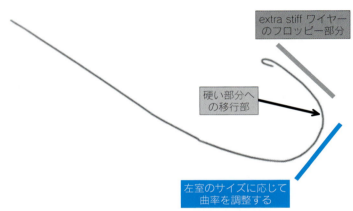

図3 non pre-shaped wire の「曲げ」の作り方

　stiff wire はフロッピー部位に続く硬い部位があるが，フロッピー部位だけでなく，硬い部分にも曲げを作っておくことがポイントである．ワイヤーが左室内で強く押しつけられた場合に，硬い部分が左室壁に突き刺さることを予防するためである（図3）．

2）pre-shaped wire の場合

　stiff wire として，pre-shaped wire（Safari2 など）を使用する場合には，術者はワイヤーの先端部分に曲げを作る必要はない．ただし，大動脈-大動脈の角度が大きい場合（大動脈が水平に寝ている場合）には，ワイヤーのストレートの部分に「曲げ」をつけて，ワイヤー先端が心尖部に向くようにすると操作がしやすくなる．

c. ワイヤーのポジショニング

　Radifocus guidewire M half stiff angle type（テルモ社）などのワイヤーを大動脈弁に通過させた後，ワイヤーを stiff wire に変更し，stiff wire を左室心尖部に留置する．

　half stiff wire を通過させたら，Judkins Right（JR）カテーテル，または Amplatz left 1 カテーテルを左室内に進め，half stiff ワイヤーを J 型ワイヤーに交換する．J 型ワイヤーと JR カテーテルを

使用して，ワイヤーを心尖部まで進める．ここで，JR カテーテルが心尖部にカーブに反って，反転するくらいまで進めておくと，その後の操作が容易になる．

　J 型ワイヤーを stiff wire に交換する．stiff wire を JR カテーテル内に進めるにつれて，JR カテーテルの先端に伸びる力が働き，カテーテル先端が心尖部から左室側壁に移動しがちになるため，JR カテーテル先端の位置の調整が必要になることも多い．JR カテーテルから stiff wire が出る瞬間は stiff wire が左室壁を傷つけることがないよう，カテーテルからワイヤーを出す際にはワイヤーを押し進めるのではなく，ワイヤーを保持したまま，カテーテルを引くようにする．

d. ワイヤーを心尖部置く意味

　stiff ワイヤーの先端を左室側壁ではなく，心尖部に留置することが重要である．その利点は以下のとおりである．
①ワイヤーのサポート力が強くなり，デバイスデリバリー，デバイスのポジショニングが容易になる．
②Novaflex のノーズコーンによる左室損傷を避けることができる．
③BAV 時にバルーンがスリップした場合に左室損傷を避けることができる．
④stiff wire による僧帽弁下部組織への干渉の有無を観察しやすくなる．

e. 助手の注意点

　デバイスデリバリー，デバイスポジショニング時には，デバイスだけでなく，ワイヤー先端にも気を配ることが必要である．また，ワイヤーを保持する助手もワイヤー先端に注意を払いつつ，ワイヤーの保持の力を調節しなければならない．術者がデリバリーシステムに押しの力を加えて，デバイスを進める際に，助手がワイヤーを抑えなければワイヤーが左室を損傷する可能性がある．一方で，ワイヤーを強く抑えすぎると，ワイヤーが心尖部から抜けてきてしまうことがある．ワイヤーの保持の仕方には注意が必要である．

f. 経食道心エコーによる心囊液のモニタリングと心囊液発生時の対策

　TAVI 術中の経食道心エコーは合併症の早期発見に有用である[6]．左室穿孔の有無の判断するには，経食道心エコーによって，ワイヤーの先端の位置および心囊液を観察する．エコーの施行者は術前の心囊液の画像を記録し，比較することで，心囊液増大が疑われた際に素早く判断することができる．また経食道心エコーの代わりに ICE での術中モニタリングを推奨する報告もある[7]．

　心タンポナーデ発生時には速やかな心囊穿刺および心囊ドレナージを行う．適宜，プロタミン投与も行う．

まとめ
- 左室穿孔は stiff wire によって起こることが多い．
- stiff wire には pre-shaped wire と non pre-shaped wire がある．
- ワイヤーの特性を理解し，術者はワイヤーにカーブ（曲げ）をつける必要がある．
- stiff wire の先端を心尖部に留置，保持することが重要である．
- 心エコーでワイヤーの位置，心囊液の有無のモニタリングが必要である．

文献

1) Mizutani Y, et al：A case of left ventricular perforation due to balloon slip during percutaneous aortic valvuloplasty. IJC Heart & Vessels 2014；**4**：216-217
2) Chieffo A, et al：Acute and 30-day outcomes in women after TAVR results from the WIN-TAVI（Women's INternational Transcatheter Aortic Valve Implantation）Real-World Registry. JACC Cardiovasc Interv 2016；**9**：1589-1600
3) Griese DP, et al：Emergency cardiac surgery during transfemoral and transapical transcatheter aortic valve implantation：Incidence, reasons, management, and outcome of 411 patients from a single center. Catheter Cardiovasc Interv 2013；**82**：E726-733
4) Rezq A, et al：Incidence, management, and outcomes of cardiac tamponade during transcatheter aortic valve implantation a single-center study. JACC Cardiovasc Interv 2012；**5**：1264-1272
5) Walther T, et al：Perioperative results and complications in 15,964 transcatheter aortic valve replacements prospective data from the GARY Registry. J Am Coll Cardiol 2015；**65**：2173-2180
6) Hahn RT, et al：Echocardiographic imaging of procedural complications during balloon-expandable transcatheter aortic valve replacement. JACC Cardiovasc Imaging 2015；**8**：288-318
7) Bartel T, et al：Intracardiac echocardiography for guidance of transcatheter aortic valve implantation under monitored sedation：a solution to a dilemma? Eur Heart J Cardiovasc Imaging 2016；**17**：1-8

コラム　ST-junction が詰まった症例

ケーススタディ

90歳女性．心不全歴のある重症大動脈弁狭窄症（AS）に対し TF-TAVI を施行した．左冠動脈高 11.5 mm，Valsalva 洞の大きさは 29.5 mm であった．23 mm Sapien 3（Edwards Lifesciences 社）を留置した．

人工弁留置後数分以内に血行動態が破綻し心室細動となったため，ただちに PCPS を挿入した．心タンポナーデや大動脈基部破裂を否定し，冠動脈造影を施行したところ，冠動脈入口は開存していたが，Valsalva 洞の上壁（roof）下のレベルで自己弁尖が冠動脈への血流を阻害している可能性が示唆された（図 1A）．

通常，TAVI 弁を留置した後，自己弁尖は Valsalva 洞に格納される．一般的に知られる冠動脈閉塞は自己弁尖が冠動脈入口に蓋をしてしまうものであるが，本症例では，自己弁尖が ST-junction 直下のレベルにおいて，大動脈側から Valsalva 洞内への血流を阻害したために，結果的に左冠動脈への血流が著しく低下したものと考えられた．したがって，狭窄起点は左主幹部入口より中枢側にあるため，ST-junction 直下から大動脈側に突き出す形で冠動脈ステントを留置した（図 1B, C）．

最終的に良好な血流を得ることができ，幸いにも救命することができた．

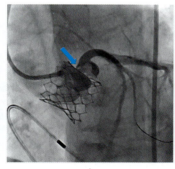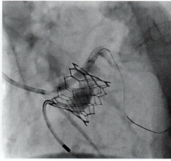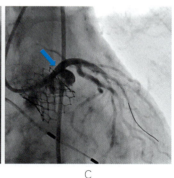

A　　　　　　　　　　　B　　　　　　　　　　　C

図1　症例の TAVI 弁留置後の冠動脈造影と経皮的冠動脈形成術の所見
自己弁尖が ST-junction の直下レベルで Valsalva 洞内への血流を阻害している所見が見られたため（A），ただちに経皮的冠動脈形成術に移行した（B）．左主幹部から大動脈まで突き出すように冠動脈ステントを留置した（C）．

TAVI における冠動脈閉塞，特に左主幹部の閉塞は致死的となる合併症であるため，術前 CT を用いて合併症を予測し，必要に応じて冠動脈プロテクションを行うことが重要である．解剖学的に冠動脈の起始部が低いケースや，Valsalva 洞が小さいケースが TAVI 中の冠動脈閉塞の予測因子として知られている[1]．本症例は，通常とやや異なった機序で冠動脈閉塞が起こったケースである．

TAVI 中の冠動脈閉塞は解剖学的に複数の要素が影響して起こりうる合併症である．通常確認する低い冠動脈高や狭い Valsalva 洞のみではなく，本症例のように ST-junction の高さ（Valsalva 洞の高さ）が低いケースにおいても冠動脈閉塞に影響する可能性がある．術前スクリーニングにおいて注意が必要だろう．

文献
1) Ribeiro HB, et al：Predictive factors, management, and clinical outcomes of coronary obstruction following transcatheter aortic valve implantation：insights from a large multicenter registry. J Am Coll Cardiol 2013；**62**：1552-1562

B 心臓外合併症

1 血管合併症

ケーススタディ

80歳代女性．右大腿動脈外科的カットダウンアプローチでTAVI後，右大腿動脈を縫合したところangiography上で90%の狭窄を認めた（図1A）．血行再建を要すると判断し，左大腿動脈よりシースを挿入し経皮的血管形成術（バルーン拡張のみ，図1B）を施行し狭窄は解除され，これで手技終了とした（図1C）．

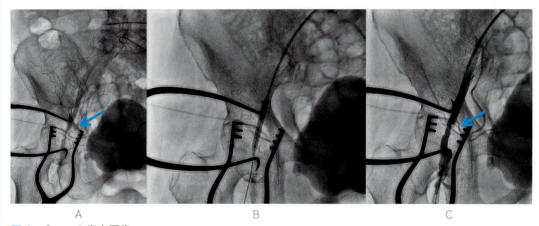

図1　Caseの術中画像
A：狭窄部位
B：バルーンによる拡張
C：拡張後

① 何が問題となるか

TAVIでの弁のアプローチ法は，経大腿動脈（TF），経腸骨動脈，経心尖（TA），直接大動脈（DA），経鎖骨下動脈（TSc）など多岐にわたる．手技の簡便さや合併症の少なさから，禁忌がなければTF

表1 TAVIによる血管合併症の分類（VARC-2）と頻度

Variables (種類)	Overall $n=332$ (全体)	Percutaneous group $n=166$ (経皮的)	Surgical group $n=166$ (外科的)	p-value
Aorta and left ventricle（大動脈と左室）				
Aortic dissection	6 (1.8%)	2 (1.2%)	4 (2.4%)	0.41
Annulus rupture	2 (0.6%)	1 (0.6%)	1 (0.6%)	1.0
Left ventricular perforation	2 (0.6%)	0	2 (1.2%)	0.16
Femoral artery（大腿動脈）				
Access-site bleeding	76 (22.9%)	26 (15.7%)	50 (30.1%)	<0.01
Any repair	26 (7.8%)	18 (10.8%)	8 (4.8%)	0.05
Surgical repair	9 (2.7%)	7 (4.2%)	2 (1.2%)	0.10
Closure device failures	—	7 (4.2%)	—	—
Rupture	1 (0.3%)	0	1 (0.6%)	0.32
Stenosis	1 (0.3%)	0	1 (0.6%)	0.32
Endovascular repair	17 (5.2%)	11 (6.7%)	6 (3.7%)	0.23
Rupture	1 (0.3%)	1 (0.6%)	0	0.32
Stenosis	3 (0.9%)	2 (1.2%)	1 (0.6%)	0.56
Dissection	11 (3.3%)	6 (3.6%)	5 (3.0%)	0.76
Bleeding	2 (0.6%)	2 (1.2%)	0 (0%)	0.15
Common and external iliac artery（腸骨動脈）				
Any repair	2 (0.6%)	0	2 (1.2%)	0.16
Surgical repair	0	0	0	1.0
Endovascular repair	2 (0.6%)	0	2 (0.6%)	0.16
Dissection	2 (0.6%)	0	2 (0.6%)	0.16

Values are expressed as n（%）.

（Kappetein AP, et al：Eur J Cardiothrac Surg 2012：**42**：S45-60 より引用）
（Kawashima H, et al：Eurointervention 2017：**12**：1954-1961 より引用）

アプローチを選択することが多い．これまでに TF アプローチの TAVI では，血管合併症（vascular complications）の発生が患者の死亡率に影響を与えることが示されてきた[1,2]．第一世代の TAVI のシースは 22～24 Fr と大径であり，外科的に大腿動脈を露出して血管に直接シースを挿入し，TAVI 終了後は外科的に止血を行っていた．しかし，このような外科的カットダウンは高齢の患者にとって早期離床の妨げになることが言われてきた[3]．TAVI に使用するシースは小径になってきているが，経大腿動脈アプローチにとって血管合併症は現在においても重要な合併症の1つである．

　TAVI における vascular complications は the Valve Academic Research Consortium-2（VARC-2）criteria[4]に定義されている分類を用いている．大動脈や左室に関連した vascular complications は致命的になる可能性が高いが，頻度としては高くない（**表1**）．Sapien XT 世代の検討であるが（OCEAN-TAVI registry の結果より），経皮的アプローチと外科的カットダウンアプローチを比較した研究では，腸骨大腿動脈領域においては大腿動脈関連の合併症が多数を占め，外科的修復を要したのは大部分が止血デバイス failure であった[5]．筆者らが TAVI で使用している止血デバイスは Perclose Proglide（Abbott 社）であり，ヨーロッパでもその安全性が示されている[6]．止血デバイス failure の予測因子としてシース/大腿動脈比が 1.03 以上であることが示されており，後述する expandable sheath である E-sheath 使用時は検討が必要であると思われる[7]．また，外科的カットダウンも同様であるが，これらの止血デバイスの使用に熟練することは vascular complications を減少させるために非常に重要であると考えている．

172 Ⅳ　症例から学ぶ合併症とその対策（心臓外合併症）

❷ 予防と対策

　前述のように vascular complications，特に major vascular complications はときに致命的になることがある．緊急での開胸手術や外科的な血管置換術が必要になる可能性がある．外科的大動脈弁置換術（SAVR）に対して低侵襲である TAVI にとって vascular complications の予防は非常に重要であると考える．大動脈解離や弁輪部破裂，左室穿孔を予防するためには術前 CT の詳細な検討が重要である．

　アクセスサイト関連の vascular complications には末梢塞栓症や予期せぬ外科的処置やインターベンション，新たな虚血の出現，神経損傷，life-threatening or major bleeding が含まれる[4]．Sapien 3 に用いられる E-sheath はシース内径 14 Fr の expandable sheath である（29 mm Sapien 3 は 16 Fr）．expandable sheath であるため，未拡張時の 23 mm と 26 mm 弁のシース外径は 6.0 mm であるが，弁通過時には 8.0 mm になることには注意が必要である[8]．Evolut R の 23 mm は 14 Fr シースを用いるが，これは本当の意味での 14 Fr シースということになる．当院（帝京大学）ではアクセス最小血管径 6 mm 以上あれば Sapien 3 の 23 mm，26 mm 留置が可能で，5.5 mm 以上あれば Evolut R の 23 mm 留置が可能と考えている．

　一方，術前 CT での石灰化の量や分布，またアクセス血管の tortuosity の評価が必要であり，最終決定はハートチームによるミーティングでなされるべきである．

> **まとめ**
> ● 血管合併症（vascular complications）は患者の生命予後に関与する重要な TAVI 合併症である．
> ● vascular complications の予防には TAVI に使用するデバイスの性質を熟知すること，また止血デバイスの使用に熟練することが大切である．
> ● 術前 CT の詳細な検討は vascular complications の発生を予防する．
> ● ハートチームによる包括的な TAVI への取り組みが不可欠である．

文献

1) Hayashida K, et al：Transfemoral aortic valve implantation new criteria to predict vascular complications. JACC Cardiovasc Interv 2011；**4**：851-858
2) Stortecky S, et al：Percutaneous management of vascular complications in patients undergoing transcatheter aortic valve implantation. JACC Cardiovasc Interv 2012；**5**：515-524
3) Torsello GB, et al：Endovascular suture versus cutdown for endovascular aneurysm repair：a prospective randomized pilot study. J Vasc Surg 2003；**38**：78-82
4) Kappetein AP, et al：Updated standardized endpoint definitions for transcatheter aortic valve implantation：the Valve Academic Research Consortium-2 consensus document（VARC-2）. Eur J Cardiothorac Surg 2012；**42**：S45-60
5) Kawashima H, et al：Propensity-matched comparison of percutaneous and surgical cut-down approaches in transfemoral transcatheter aortic valve implantation using balloon- expandable valve. Eurointervention 2017；**12**：1954-1961
6) Barbash IM, et al：Comparison of vascular closure devices for access site closure after transfemoral aortic valve implantation. Eur Heart J 2015；**36**：3370-3379
7) Nara Y, et al：Incidence, predictors, and mid-term outcomes of percutaneous closure failure after transfemoral aortic valve implantation using an expandable sheath（from the optimized transcatheter valvular intervention［OCEAN-TAVI］Registry）. Am J Cardiol 2017；**119**：611-617
8) Binder RK, et al：Transcatheter aortic valve replacement with the SAPIEN 3：a new balloon-expandable transcatheter heart valve. JACC Cardiovasc Interv 2013；**6**：293-300

2 脳血管障害

ケーススタディ

80歳代男性．154 cm, 50.7 kg, EURO score 19.95％, STS 11.90％, NYHA Class Ⅲ．shaggy aorta, 腹部大動脈瘤併存．

検査所見：Cr 2.59 mg/dL, BNP 387 pg/mL, AVA 0.68 cm^2, peak velocity 4.49 m/sec, mean gradient 46.8 mmHg, EF 55.8％．

コレステリン塞栓，脳梗塞リスクが高いと判断し経心尖アプローチを選択した．周術期の抗血小板薬は，経心尖アプローチであったので，術前は1週間中止し，術後にプラビックス75 mgを投与した．

本症例において，術中，術直後は安定しリハビリ可能であったが，術後1週間後，コレステリン塞栓により腎不全が悪化，それに伴い心不全が増悪し心不全コントロールに難渋した（図1A）．無症候性多発脳梗塞もきたしていた（図1B）．最終的に透析導入が必要となり，手術の3ヵ月後，上腸間膜動脈閉塞症を合併し死亡した．

考察：本症例のように，血栓塞栓症リスクが高い患者において，アプローチ選択は非常に重要となる．また，右腕頭動脈から右鎖骨下動脈にpull-throughすることにより，多発血栓塞栓症を予防できた可能性がある．本症例のように脳血管障害は致命的であり，また患者ADL低下に直結するため，可能な限り合併症を回避できる可能性の高い治療戦略を選択する必要がある．

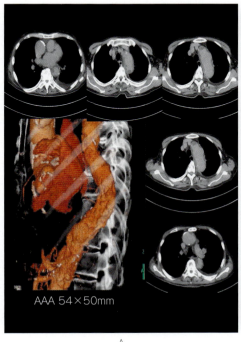
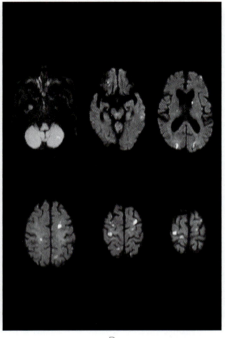

図1　Caseの術後画像（A：心臓部，B：脳）

1 何が問題となるか

a. 脳血管障害の定義

TAVI 後の stroke（脳卒中）は，VARC-2 を用いて[1]，①ischemic（虚血性），②hemorrhage（出血性），③TIA（一過性脳虚血発作）に分類され（表1），その中でも，Modified RANKIN SCALE（MRS，表2）を用いた評価で不可逆的な障害が残る症例を disabling stroke としている．

b. stroke 発症頻度

4つの多施設無作為試験において stroke（30日）発症頻度は5〜6%であり，1年で8〜10%まで増加するが，最近報告されたフランスレジストリーでは stroke 発症（30日）は3%まで減少している．さらに Sapien 3 を用いた SOURCE 3 Registry では stroke 発症（30日）は劇的に改善し1.4%であった．SAVR との比較において，TAVI 後の stroke は多いと報告されていたが，デバイスの改良により Sapien 3 を用いた PARTNER-2 trial，CoreValve を用いた US CoreValve trial においては，SAVR と比較し遜色ない成績が報告されている．

一方，本邦における最大規模のレジストリーである OCEAN-TAVI registry では stroke（30日）発症率は1.3%であり，先行して報告された PMS データと一致している（表3）．一方で diffusion-weighted magnetic resource imaging を用いた報告では，治療アプローチ，薬剤にかかわらず頭蓋内新規病変が2/3以上の患者で認められていることを加味すると[2,3]，stroke 発症頻度については，過小評価されている可能性が高い．多くのケースでは無症候性であり，無症候性脳梗塞を発症した患者の予後に与える影響は検討されていない．

表1 Stroke and TIA（VARC-2 criteria）

診断基準　下記症状の少なくとも1つ以上を伴う局所または全体の神経欠損

意識レベルの変化，片麻痺，半身の痺れ，感覚障害，発語障害，失語症，半盲，一過性黒内障，他の脳梗塞に一致する症状
a）脳卒中：24時間以上持続する局所または全体の神経欠損，24時間以内でも画像診断で新規出現した脳出血，または脳梗塞を認めた場合．さらに虚血，出血性に分類される．
・虚血性：中枢神経系組織の梗塞によって引き起こされる巣状大脳，脊髄または網膜の機能不全の急性発症
・出血性：脳実質内，脳室内またはくも膜下出血によって引き起こされる局所または全域の脳または脊髄の機能不全の急性発症
b）一過性脳虚血発作（TIA）：24時間以内に急速に改善した新しい局所神経症状を示すが，画像診断で新規脳出血，または脳梗塞を認めない場合
さらに90日時点での MRS 2点以上，または MRS 1点以上の変化を認めた場合に disabling stroke（寝たきりになるような脳卒中）と nondisabling stroke（軽度の脳卒中）に分類される．

（Kappetein AP, et al：Euro Heart J 2012：**33**：2403-2418 より引用）

表2 Modified RANKIN SCALE（MRS）

Score	説明
1	まったく症候がない
2	軽度の障害：発症以前の活動がすべて行えるわけではないが，自分の身の回りのことは介助なしに行える
3	中等度の障害：何らかの介助を必要とするが，歩行は介助なしに行える
4	中等度から重度の障害：歩行や身体的要求には介助が必要である
5	重度の障害：寝たきり，失禁状態，常に介護と見守りを必要とする
6	死亡

表 3 Stroke rates in TAVI Studies

Trial	Prosthesis type		Event	TAVI	Control	p Value
PARTNER Inoperable N Engl J Med 2010	Sapien (n=179) vs Medical (n=179)	30 days	All stroke/TIA Major stroke	6.7 5.0	1.7 1.1	0.03 0.06
		1 year	All stroke/TIA Major stroke	10.6 7.8	4.5 3.9	0.04 0.18
PARTNER High-Risk N Engl J Med 2011	Sapien (n=348) vs SAVR (n=351)	30 days	All stroke/TIA Major stroke	5.5 3.8	2.4 2.1	0.04 0.20
		1 year	All stroke/TIA Major stroke	8.3 5.1	4.3 2.4	0.04 0.07
US CoreValve N Engl J Med 2014	CoreValve (n=394) vs SAVR (n=401)	30 days	All stroke/TIA Major stroke	4.9 3.9	6.2 3.1	0.46 0.55
		1 year	All stroke/TIA Major stroke	8.8 5.8	12.6 7.0	0.10 0.59
PARTNER-2 N Engl J Med 2016	Sapien 3 vs SAVR	30 days	All stroke/TIA Major stroke	6.4 3.2	6.5 4.3	0.94 0.20
		1 year	All stroke/TIA Major stroke	10.1 5.0	9.7 5.8	0.76 0.46
France 2 N Engl J Med 2017	Sapien, Sapien XT (n=2137) CoreValve (n=1051)	1 year	All stroke Major stroke	4.1 2.3	NA NA	NA NA
SOURCE 3 Circulation 2017	Sapien 3 (n=1947)	30 days	All stroke	1.1%	NA	NA
PMS Japan	Sapien XT	30 days	All stroke		NA	NA
OCEAN-TAVI registry	Sapien XT CoreValve Sapien 3	30 days	All stroke/TIA Major stroke	1.3%	NA	NA
		1 year	All stroke/TIA Major stroke		NA	NA

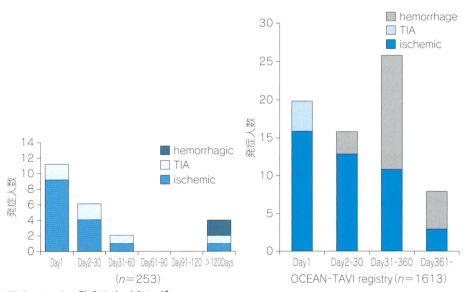

図 2　stroke 発症のタイミング
　　　（左図：Edgar, et al：JACC Cardiol Interv 2011：1290-1297 より引用）

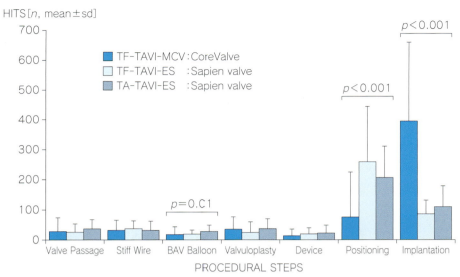

図3 TAVI術中微小栓子（HITS）の原因，タイミング
（Kahlert P, et al：Circulation 2012；**126**：1245-1255 より引用）

c. stroke発症機序，危険因子

　strokeはTAVI直後に最も多く発症し，急性期（30日）までに発症する可能性が高い[4]（図2）．急性期脳血管障害についてのシステマティックレビューでは，早期脳血管障害は1〜11％（median 4％）で発症し，女性，慢性腎不全，新規発症心房細動，ラーニングカーブが危険因子として報告されている[5]．一方でTAVI直後のstrokeは手技に関連していることが多く，頸動脈tissue dopplerを用いた報告では（図3），ワイヤーやカテーテルが逆行性（retrograde）に大動脈弁を通過するとき，大動脈弁拡張時，大口径カテーテルが大動脈弓を通過するとき，そしてrapid pacingによる血圧低下時，デバイス留置時に微小栓子（high intensity transient signals：HITS）が認められており，strokeがさまざまなタイミング，要因によって引き起こされることが示唆されている[6]．

　また，早期脳血管障害のリスクとなる新規に発症した心房細動については，TAVI術後に10％程度合併することが報告され[5,7-9]，発症した患者には早期抗凝固療法が必要となるため，新規心房細動の発症について注意する必要がある．投薬については，コラム「TAVI後の抗血小板療法」（p183）を参照．

② 予防と対策

a. 手術中の手技の留意点

　Sapien 3，Evolut Rのようにデバイスがlow profile化することで合併症は格段に減少したものの，ワイヤーやカテーテルをretrogradeに大動脈弁を通過させるときには繊細な操作が必要である．

1）ワイヤーの大動脈弁通過に難渋するとき

　この場合には，粘らずデバイスを早期に変更することをお勧めする．JR4からAL1，AL2への変更，coil-wireからRadifocus-wireへの変更を行うことで手技時間を短くし，塞栓症リスクを減らすことができる．

2 脳血管障害　177

2）大動脈の通過に際して

大動脈弓部から上行大動脈にかけてデバイスが大彎側を進むため，助手にワイヤーを引いてもらい，可能な限り小彎側を進めるのが重要である．また，shaggy aorta の場合には，TF 以外のアプローチ，TA であれば右上腕への pull-through も脳梗塞予防には有効である．

3）必要以上の低血圧の回避

rapid pacing に伴う低血圧遷延が stroke 発症に関与している可能性もあり，必要性の乏しい rapid pacing はできるだけ避け，rapid pacing も長時間にならないよう麻酔科医，臨床工学技士を含めたハートチームでの調整が必要である．また，BAV に関連する，あるいは重篤な合併症に伴う低血圧の遷延で脳血管障害が惹起されるため，血行動態を安定させ，合併症を減らすことが最も重要となってくる．

4）direct TAVI の検討

前拡張（BAV）と脳血管障害との関連は結論が出ていない．一般的には direct に人工弁を留置したほうが手技がシンプルになり stroke 発症頻度が少なくなると考えられるが，一方で Sapien valve では留置時よりもデリバリーから位置決めの間に HITS がより多く確認されており[8]，また急性期脳血管障害の危険因子には前拡張の有無ではなく，後拡張自体が影響を与えると報告されている[5,10]．一般的に自己拡張型弁においては，前拡張でより多くの HITS が認められたこともあり[4]，direct TAVI が推奨されている[11]．しかしながら，本邦では後拡張による弁輪部周囲破裂が報告されていて前拡張を行うことが一般的になりつつあり，自己拡張型弁の前拡張および後拡張の有用性，脳梗塞との関係については，議論の余地がある．

一方で，Fernando らはバルーン拡張型弁においては，direct TAVI は脳梗塞発症リスクを減らさないと報告している[12]．これは，Sapein valve は弁輪部通過時に最も多く HITS が観察されると報告されていることから[8]，前拡張がないことで弁輪部通過時により多くの HITS を生じた可能性が示唆されている．また，石灰化が強く，左室大動脈圧較差が大きい症例において，その中でも特に NCC に高度石灰化を認める場合にはデバイスデリバリーに難渋する可能性があることが経験的に知られている．これに対しては，前拡張により手技時間の短縮，脳梗塞リスクの軽減につながる可能性がある．その際，合併症を減らすために短時間の rapid pacing，弁輪と比較して小口径バルーン（16〜20 mm）を用いて短時間で前拡張することで血行動態を安定化するだけでなく，前拡張に伴うデブリを減少できる．

b. 脳梗塞を減らすための手技的検討のまとめ

脳梗塞症例には，弁輪部破裂，人工弁の左室内脱落により緊急で外科治療が必要になった症例が含まれている．また血行動態を安定化させるために PCPS が必要であった症例も含まれている．そのような点を考慮すると，前拡張や後拡張の有無よりも，安定した確実な TAVI を心がけることが，最終的には脳梗塞リスクの減少につながると個人的には考えている．

③ 脳梗塞予防のためのデバイス

いくつかの脳梗塞予防デバイスが開発されて海外では使用されており．TAVI 後の無症候性，症候性脳梗塞を減少させると期待されている．システマティックレビュー/メタアナリシスでは臨床的に明らかな有効性を示すことはできていないものの，有意に梗塞サイズは減少させることがわかっている[13]．

Tada らは，大動脈弁輪部における intermediate CT score volume＞110.0 mm^3 が脳梗塞発症リス

クと関連があることを報告しており[14], 症候性 stroke が 1％前後まで低下した現在においても, 脳梗塞発症リスクが高い症例においては有効である可能性が示唆される.

> ■まとめ
> - 脳卒中（stroke）は TAVI 直後に最も高頻度に発症するが, 手技に関連していることが多く, 予防のためには, ワイヤーやカテーテルを逆行性に大動脈弁を通過させる際の手技に注意する.
> - 血行動態が不安定になり脳灌流が不十分になると, 脳梗塞発症のリスクが増えるため, 血行動態の安定化を図る.

文献
1) Kappetein AP, et al：Updated standardized endpoint definitions for transcatheter aortic valve implantation：the Valve Academic Research Consortium-2 consensus document. Euro Heart J 2012；**33**：2403-2418
2) Van Belle E, et al：Cerebral embolism during transcatheter aortic valve replacement：The BRAVO-3 MRI Study. J Am Coll Cardiol 2016；**68**：589-599
3) Rodés-Cabau J, et al：Cerebral embolism following transcatheter aortic valve implantation：Comparison of transfemoral and transapical approaches. J Am Coll Cardiol 2011；**57**：18-28
4) Tay EL, et al：A high-risk period for cerebrovascular events exists after transcatheter aortic valve implantation. JACC Cardiovasc Interv 2011；**4**：1290-1297
5) Auffret V, et al：Predictors of early cerebrovascular events in patients with aortic stenosis undergoing transcatheter aortic valve replacement. J Am Coll Cardiol 2016；**68**：673-684
6) Kahlert P, et al：Cerebral embolization during transcatheter aortic valve implantation：a transcranial Doppler study. Circulation 2012；**126**：1245-1255
7) Amat-Santos IJ, et al：Incidence, predictive factors, and prognostic value of new-onset atrial fibrillation following transcatheter aortic valve implantation. J Am Coll Cardiol 2012；**59**：178-188
8) Furuta A, et al：Prognostic value of new onset atrial fibrillation after transcatheter aortic valve implantation：A FRANCE 2 registry substudy. Int J Cardiol 2016；**210**：72-79
9) Sannino A, et al：Frequency of and prognostic significance of atrial fibrillation in patients undergoing transcatheter aortic valve implantation. Am J Cardiol 2016；**118**：1527-1532
10) Nombela-Franco L, et al：Timing, predictive factors, and prognostic value of cerebrovascular events in a large cohort of patients undergoing transcatheter aortic valve implantation. Circulation 2012；**126**：3041-3053
11) Grube E, et al：Feasibility of transcatheter aortic valve implantation without balloon pre-dilation：a pilot study. JACC Cardiovasc Interv 2011；**4**：751-757
12) Bernardi FL, et al：Direct transcatheter heart valve implantation versus implantation with balloon pre-dilatation：Insights from the Brazilian transcatheter aortic valve replacement registry. Circ Cardiovasc Interv 2016；**9**（8）. pii：e003605.
13) Bagur R, et al：Cerebral embolic protection devices during transcatheter aortic valve implantation：Systematic review and meta-analysis. Stroke 2017；**48**：1306-1315
14) Tada N, et al：Computed tomography score of aortic valve tissue may predict cerebral embolism during transcatheter aortic valve implantation. JACC Cardiovasc Imaging 2017；**10**：960-962

3 出 血

ケーススタディ

　80歳代男性．大動脈弁狭窄症による急性うっ血性心不全で近医入院．薬物加療で心不全の改善が得られなかったため，IABP挿入・経皮的大動脈弁バルーン拡張術が施行されたがそれでも心不全コントロールがつかず当院（帝京大学）へ紹介された．

　既往歴は高血圧，糖尿病，慢性心房細動．慢性心房細動に対してはワルファリンを長期内服していた．入院時のLVEFはmodified Simpson法で30%前半，術前STS scoreは11.88%．ハートチームで検討し同症例に対してTAVIを施行する方針とした．これに先立ち抗血小板薬としてプラビックスをloadingの後75 mg/日で開始し，心房細動に対する抗凝固療法はヘパリン置換を行った．

　手技中はACTが250秒になるようにヘパリンを調整しTF-TAVIを施行．術中に大きな問題なくSapien XT 23 mmを留置しCICUへ帰室．術翌日に呼吸状態は安定していたため抜管した．

　第3病日より抗凝固をヘパリンから経口ワルファリンへ変更し経過をみていたところ，第5病日に腰痛，炎症反応上昇，ヘモグロビン低下が出現．同時期に肝機能上昇などもあり精査目的で造影CTを撮影したところ腸腰筋出血を認めた（図1A）．塞栓術目的で血管造影を施行し，腸腰筋へ向かう動脈の枝からの出血であることが判明した（図1B）．幸い本症例は塞栓術により止血が得られ，その後血行動態が破綻することはなく経過され独歩退院することができた．

　抗凝固療法は一旦中止したものの，心房細動による脳梗塞リスクは高く（CHADS2 score 4），慎重にワルファリンを再開しPT-INR 1.5〜2.0の範囲でコントロールする方針で外来経過観察中である．

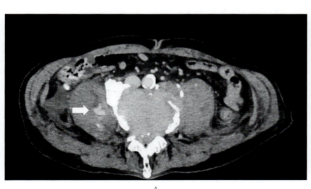
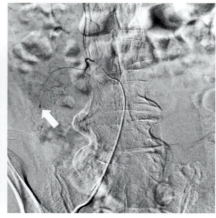

図1　Caseの術後造影CT（A）と血管造影（B）

180 Ⅳ 症例から学ぶ合併症とその対策（心臓外合併症）

表1 VARC-2基準に記載されている各出血の定義

1. life-threatening or disabling bleeding（致死的出血）
・致死的出血（BARC type 5）
・主要臓器（頭蓋内，脊髄内，眼内，心囊穿刺を必要とする心囊内，コンパートメント症候群を引き起こす筋肉内）における出血（BARC type 3b/3c）
・昇圧薬使用や手術を要する出血性ショック・低血圧となる出血（BARC type 3b）
・血清ヘモグロビン値を5 g/dL以上低下させる明らかな出血，または4単位以上の全血・赤血球輸血を要する出血（BARC type 3b）

2. major bleeding（大出血）（BARC type 3a）
life-threatening or disabling bleedingの基準を満たさない出血の中で，血清ヘモグロビン値が3 g/dL以上低下する明らかな出血，2〜3単位の全血・赤血球輸血を必要とする出血，入院（入院延長）の原因となる出血，または永続的な（臓器）障害を引き起こす出血

3. minor bleeding（小出血）（BARC type 2/3a）
life-threatening or disabling bleedingやmajor bleedingの基準を満たさないが，臨床的に注意を払う必要がある何らかの出血（例：アクセス部位の血腫など）

（Kappetein AP, et al：J Am Coll Cardiol 2012；**60**：1438-1454 より引用）

① 何が問題となるか

　TAVIの合併症の定義については，2011年にValve Academic Research Consortium（VARC）より発表され，その後改訂が繰り返されている．現在，VARC-2として，**表1**[1]のようになっている．

　TAVIにおける出血イベントは，周術期のみならず中期・長期で認められる．この背景にあるものとして，TAVIを受ける患者は，①高齢，女性，心不全・腎不全・糖尿病・脳梗塞の既往，末梢動脈硬化性疾患の併存，貧血，高血圧，など出血イベントを増やすと報告されている因子を多く持っていることが挙げられる[2]．さらに，②冠動脈疾患の合併があり，TAVIに先立ち経皮的冠動脈形成術が施行されdual antiplatelet therapy（DAPT）がTAVI術前に開始されている，③20〜50％のTAVI患者においては心房細動を合併しており長期的な抗凝固療法が開始されている症例も少なくない．

　周術期における出血合併症については，各国から報告が多数されている．PARTNER trialにおいてはTAVI後30日間で認められたmajor bleedingは16.8％と報告されている[3]．欧州で2011年から2012年に施行されたレジストリー（137施設，4571人）の結果では，院内発症の輸血を要する出血は全体で16.8％に認められ，アプローチではTFのほうがTAに比較して有意に出血の頻度が低かった（15.0％ vs 20.8％）．同試験ではSapien XTとCoreValveでの輸血頻度も評価しているが，弁の種類によっては輸血の頻度に差がなかった[4]．本邦で行われているOCEAN-TAVI registry（Sapien XTを用いたTAVIを受けた749名）の結果では，院内発症のlife-threatening bleedingは5.5％で認められた．

　中長期におけるTAVI後の出血イベントに関しては，PARTER trialからの報告が挙げられる．TAVI後30日死亡することなく経過できた症例においては，術後30日から1年の間で17人中1人の割合でmajor bleedingを経験することが報告されている．出血部位としては，消化管出血が最も多く（41％），続いて中枢神経系からの出血（16％），外傷（8％），生殖泌尿器系（6％），それ以外となっている[5]．

② 予防と対策

　出血に関する対策と予防については，出現時期ごとに考えていくべきかと思われる．

　現在までのところ，TAVI患者に特異的な出血予測スコアリングシステムの報告はない．一方で，

心房細動患者における抗凝固療法後の出血予測としてHAS-BLEDスコアが使用されている。Hondaらはこの HAS-BLED スコアを TAVI 後の出血および全死亡の予測として使用できないか 969 名の TF-TAVI 患者を対象に検討し、HAS-BLED スコア 4 点以上は life-threatening bleeding ＋ major bleeding の独立した予後規定因子であることを報告した[6]。

a. 周術期・院内における出血

多くは穿刺部からの出血であることが報告されていることから TAVI 術者は穿刺法だけでなく、穿刺前の内服調整や TAVI 終了後の止血をいかに完璧に行うかに細心の注意を払う必要がある。出血合併症をきたしやすい患者（高齢、女性、心不全・腎不全・糖尿病・脳梗塞の既往、末梢動脈硬化性疾患の合併、貧血、高血圧）についてはすでに触れたが、残念ながらこれらの要素は入院前に既に合併したものとして存在するため、入院後の介入である程度リスクは低減できるかもしれないが、なくすことはできない。

1）抗血小板薬・抗凝固薬について

このような理由から、穿刺前の段階で出血を減らす目的で調整できる行為としては抗血小板薬・抗凝固薬の調整が考えられる。筆者らは OCEAN-TAVI registry のデータをもとに術前から抗血小板薬 2 剤（DAPT）を導入した群と単剤あるいは抗血小板薬なしの状態で TAVI を施行した群の 2 群で出血合併症および周術期塞栓症の発生頻度を検討した。結果、術前 DAPT で TAVI を施行した患者では明らかに出血イベントが多く、また塞栓症イベントは DAPT の有無にかかわらず発生に差を認めなかった[7]。この結果は、30 日間[8]・6 ヵ月間[9]での出血イベント（複合エンドポイントに含まれているが）においても共通して指摘・報告されている。

術前 DAPT が推奨されている根拠としては、TAVI の創成期に人工心肺併用下に抗血小板薬単剤で TAVI を施行した症例において術後に高度の血小板減少が出現した経験に基づいて expert consensus で言われるようになったのが始まりとされている。より low profile となり、ほとんどの症例が人工心肺併用を使用しない現在の臨床において、慣例的に DAPT を使用することについては必ずしも必要ではないと考えられ、今後より深く検討をしていかなければならない（コラム「TAVI 周術期の抗血栓療法」（p183）も参照）。

2）手技上の留意点

手技における出血を減らすための対策としては、完璧な止血を得られるように血管にアクセスしなければならない。現在多くの施設で経皮的アプローチをとることが多くなっているが、この際に必要なことはいかにしっかりと止血デバイスを使用するか、という点につきるかと思われる。

Perclose による pre-close 法は最も頻用されている止血法かと思われるが、本邦の患者に認められる高度の石灰化を伴った大腿動脈においては穿刺部位を間違えると Perclose がかからず止血が困難となる。術前の CT における穿刺部の評価はもちろんのこと、エコーガイドでの穿刺を併用するなどすべきである。石灰化のある大腿動脈では外科的な止血も難しいこともあるかもしれないが、それでも Perclose がまったくかからないという状況は打破できると考えられるため、ケースによっては経皮的アプローチに固執せずカットダウンでの手技を選択する考えも持っておくべきである。

b. TAVI 後中長期での出血イベント

これについては消化管出血が多いことはすでに述べた。このため、TAVI 後中期・長期での出血を減らすということは消化管出血のイベントいかに減らすか、ということにかかってくる。対応としては従来から他の疾患診療で行っている PPI の併用、NSAIDs 使用の回避、ストレス回避などで積極的に施行・指導していくべきかと考える。

> **まとめ**
> - TAVIにおける出血は発生部位にかかわらず，短期・中期死亡に寄与する．
> - 出血を早期に予期・発見するためにも，術前のCTによる詳細な解析が大切である．
> - 小出血を減らすためにも，手技の習熟・工夫，時間の短縮が望ましい．
> - 術前の抗血小板薬2剤併用については，すべての患者でルーチンに施行すべきではない．

文献

1) Kappetein AP, et al：Updated standardized endpoint definitions for transcahteter aortic valve implantation. J Am Coll Cardiol 2012；**60**：1438-1454

2) Kapadia SR, et al：Long-term outcomes of inoperable patients with aortic stenosis randomly assigned to transcatheter aortic valve replacement or standard therapy. Circulation 2014；**130**：1483-1492

3) Leon MB, et al：Transcatheter aortic-valve implantation for aortic stenosis in patients who cannot undergo surgery. N Engl J Med 2010；**363**：1597-1607

4) Di Mario C, et al：The 2011-12 pilot European sentinel registry of transcathete aortic valve implantation：in-hospital results in 4,571 patients. EuroIntervention 2013；**8**：1362-1371

5) Genereux P, et al：Incidence, predictors, and prognostic impact of late bleeding complications after transcatheter aortic valve replacement. J Am Coll Cardiol 2014；**64**：2605-2615

6) Honda Y, et al；OCEAN-TAVI investigators：Impact of HAS-BLED score to predict trans femoral transcatheter aortic valve replacement outcomes. Catheter Cardiovasc Interv 2018 Mar 30. doi：10.1002/ccd.27596.［Epub ahead of print］

7) Hioki H, et al：Pre-procedural dual antiplatelet therapy in patients undergoing transcatheter aortic valve implantation increases risk of bleeding. Heart 2017；**103**：361-367

8) Hassell ME, et al：Antiplatelet therapy following transcatheter aortic valve implantation. Heart 2015；**101**：1118-1125

9) Ussia GP, et al：Dual antiplatelet therapy versus aspirin alone in patients undergoing transcatheter aortic valve implantation. Am J Cardiol 2011；**108**：1772-1776

コラム　TAVI 周術期の抗血栓療法

抗血栓療法に関するガイドラインと臨床試験

TAVI を施行する患者は 80 歳以上の超高齢者が中心で，カテーテル治療歴や心房細動を合併することも多く，術後の至適抗血栓療法を決定することは容易ではない．現時点では 2014 年の米国ガイドライン[1]に沿って TAVI 後 3 ヵ月間から 6 ヵ月間の 2 剤の抗血小板薬（dual antiplatelet therapy：DAPT）と，その後に単剤（single antiplatelet therapy：SAPT）への切り替えが推奨されているが，これを支持するエビデンスは存在しない．

日本人においても TAVI 術前からの抗血小板薬の選択に関して，SAPT・DAPT・抗血小板薬無投与群では総死亡や血栓イベントは変わらず，DAPT 群では他と比較して有意に大出血が多い結果となった[2]．つまり，TAVI 術前からの DAPT は塞栓リスクを下げずに出血リスクを高めることが判明した．また，TAVI 生体弁に付着する血栓症の報告も散見され，術後血栓弁の抑制には経口抗凝固薬が有効で，抗血小板薬は効果的でないと報告されている[3]．

TAVI の血栓リスク

TAVI は外科的大動脈弁置換術（SAVR）とは違い，構造上の特徴的な血栓リスクを有している．硬化した弁尖を切除する SAVR と比べて TAVI では押しつけられた自己弁尖と Valsalva 洞との間隙内の血流が停滞しやすく，ステントフレームと TAVI 生体弁の間に存在する neo-sinus という空間が血栓の温床となりうることが考察されている[4]．

SAVR では血栓弁の頻度は 4％だが TAVI では 13％と有意に高く，血栓弁は一般的に無症候と考えられているものの TIA が有意に多いとの報告もあり，注意が必要である[4-6]．

抗血栓療法の課題

ステント生体弁を使用という考え方から TAVI 前後も抗血小板薬の推奨が経験的に行われてきたが，本当にそれでよいだろうか．抗凝固薬を含めて最適な治療を検討しなければならない一方で出血リスクにも配慮する必要があり，TAVI 後症例に対して抗凝固療法を推奨するという結論には至っていない．

出血と塞栓のリスクを予測して，「何を予防したいのか」という観点から症例に応じて治療戦略を選択する必要があるのかもしれない．今後さらなるエビデンスが構築され，TAVI 後の至適抗血栓療法が確立されることに期待したい．

文献

1) Nishimura RA, et al：2014 AHA/ACC guideline for the management of patients with valvular heart disease：executive summary：a report of the American College of Cardiology/American Heart Association Task Force on Practice Guidelines. J Am Coll Cardiol 2014：**63**：2438-2488

2) Hioki H, et al：And on behalf of OCEAN-TAVI investigators. Pre-procedural dual antiplatelet therapy in patients undergoing transcatheter aortic valve implantation increases risk of bleeding. Heart 2016：**103**：361-367

3) Sondergaard L, et al：Natural history of subclinical leaflet thrombosis affecting motion in bioprosthetic aortic valves. Eur Heart J 2017：**38**：2201-2207

4) Kapadia S, et al：Anatomy and flow characteristics of neosinus：important consideration for thrombosis of transcatheter aortic valves. Circulation. 2017：**136**：1610-1612

5) Chakravarty T, et al：Subclinical leaflet thrombosis in surgical and transcatheter bioprosthetic aortic valves：an observational study. Lancet 2017：**389**：2383-2392

6) Yanagisawa R, et al：Incidence, predictors, and mid-term outcomes of possible leaflet thrombosis after TAVR. JACC Cardiovasc Imaging 2017：**10**：1-11

コラム　腎障害と TAVI

CKD 患者と TAVI

TAVI 治療は，重度大動脈弁狭窄症を有し，外科手術の高リスク患者や高齢で frailty の高い患者に対して，2013 年 10 月から国内で導入された．その特性から，80 歳以上の高齢者や 90 歳以上の超高齢者の割合が高く，術前よりさまざまな合併症や併存疾患を抱えており，腎機能障害を有する患者は，高率に遭遇する．腎機能障害は，軽度の場合には症状が少なく，重度まで進行した場合には，無尿や尿毒症となり，腎代替療法が必要となる．

腎臓が慢性的に障害される原因として，生活習慣に起因する高血圧性腎硬化症・糖尿病性腎症などから，慢性糸球体腎炎などの免疫性，遺伝による多発性囊胞腎などの疾患に大別される．腎機能低下や蛋白尿は，末期腎不全のリスクだけでなく，心血管病や死亡のリスクでもあることが指摘され，心腎連関として注目されている．2002 年にアメリカ腎臓財団が，腎障害の早期発見・早期介入により，腎不全と心血管疾患の発症を阻止することを目的に，慢性腎臓病（chronic kidney disease：CKD）という概念を導入した．慢性的に腎臓に問題がある状態を CKD として共通認識し，早期に対応することが重要であると考えられるようになった．

CKD の重症度と TAVI 適応

筆者らが参加する Optimized CathEter vAlvular iNtervention（OCEAN）−TAVI registry で，2013 年 10 月から 2016 年 9 月までに TAVI を施行した 14 施設・全 1613 例において，平均 Cr 1.04 mg/dL・平均 eGFR 51.83 mL/min/1.73 m^{2}であった．CKD を eGFR 60 未満と定義した場合には，CKD は 975 人（60.4%）の患者に見られ半数以上が CKD を合併していた．腎機能は加齢に伴い低下するため，高齢者に見られる eGFR の低下で CKD の定義にあてはまる患者をどのように扱うべきかは，未だに議論が続いており結論が出ていない．

フランスの 2 施設で TAVI を受けた 642 人について検討すると，CKD 分類が 3b・4 と高くなるにつれて，30 日予後はそれぞれ 13.3%・23%

となり，1 年予後は 18.3%・32.2%，2 年での予後になると 29.4%・58.7%と著明に低下することが報告されている[1]（図 1）．

この予後の著しい悪化，特に CKD 分類 4 以上の患者に対する TAVI 治療は，いまだに議論する必要があると述べられており，治療効果の高い CKD 群を抽出するべくリスクの層別化が求められる．実際に Sapien XT・Sapien 3 を製造販売している Edwards Lifesciences 社の推奨も，Cr 2.0 未満とされている．

その他の TAVI 後腎機能の予測因子

CKD 患者への TAVI をするにあたり，CKD 分類が高くなるにつれて予後は悪化しており，術前の腎機能障害は予後と密接な関係があるとされていることは前述のとおりである．筆者らは，日本国内で TAVI を実施する主要 13 施設（当時）で作られた，OCEAN−TAVI registry についても腎機能障害と予後について検討した．日本で保険承認された 2013 年 10 月より 2016 年 7 月末までに TAVI を施行された 1613 人のうち，維持透析導入になったものは合計 16 人（1.0%）であった．その中には，術前より透析導入を視野に入れていた Cr 2.4 以上の対象者が 5 人含まれていた．その他にも，2 人は術後に肺炎を発症し，全身状態が増悪したため急性腎不全となって腎機能障害が改善せず維持透析へと導入した症例と，腸管壊死から二次的に透析導入となった症例であり，純粋な慢性腎機能障害から維持透析導入になった症例は少ない．

次に，TAVI 後 6 ヵ月の腎機能推移・予後について検討した．術前の Cr または eGFR から術後 6 ヵ月の Cr・eGFR が，術前の Cr から 0.3 mg/dL または eGFR 25%以上増悪したものを worsening renal function（WRF）・改善したものを improved renal function（IRF）・変化しない群を stable renal function（SRF）と定義した．TAVI 後 6 ヵ月の腎機能が不明の 801 人を除き，全 812 人のうち，WRF は 133 人，IRF は 76 人であった．この 3 群において予後を検討したものの，3 群で有意差を認めなかった．また，IRF の predictor について検討したが，明らかな相関は認

コラム　腎障害と TAVI

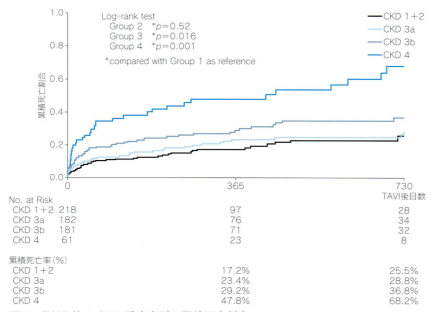

図1　TAVI 後の CKD 重症度別の累積死亡割合
(Yamamoto M, et al：J Am Coll Cardiol 2013；**62**：869-877 より引用)

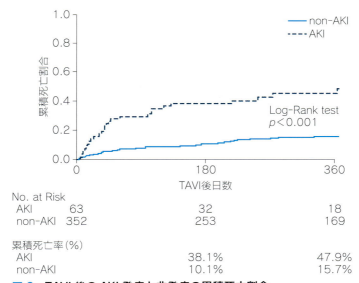

図2　TAVI 後の AKI 発症と非発症の累積死亡割合
(Yamamoto M, et al：JACC Cardiovasc Interv 2013；**6**：479-486 より引用)

めなかった．
　次に，腎機能増悪のみに焦点をあて，腎機能が増悪した群（WRF）・腎機能が増悪しなかった群（non-WRF）の2群について検討した．non-WRF 679 人，WRF 133 人であった．予後について検討したところ，WRF 群は log-rank test で $p<0.05$ と有意に不良であった．WRF に対し多変量解析をしたところ，急性腎障害（acute kidney injury：AKI）を発症したものが統計学的有意差をもって危険因子として残った．

IV 症例から学ぶ合併症とその対策（心臓外合併症）

表1 AKI発症要因の多変量解析

	Univariate Analysis			Multivariate Analysis (Model1)			Multivariate Analysis (Model 2)		
	OR	95% CI	p Value	OR	95% CI	p Value	OR	95% CI	p Value
Diabetes	1.68	0.92〜3.05	0.089						
eGFR (per 1 mL/min/1.73 m^2 increase)	0.98	0.97〜0.99	0.008						
LVEF<40%	2.26	1.31〜3.90	0.003	2.73	1.49〜5.00	0.001	2.73	1.40〜5.32	0.003
Pulmonary artery pressure	1.02	0.99〜1.04	0.080						
CM×SCr/BW ratio (per 1.0 increase)	1.23	1.10〜1.37	<0.001	1.16	1.03〜1.20	0.017			
CM/Ccr ratio (per 1.0 increase)	1.29	1.14〜1.46	<0.001				1.24	1.05〜1.47	0.011
Post-AR (per 1 grade increase)	1.43	1.01〜2.02	0.043						
Red blood cell transfusion	2.88	1.56〜5.30	0.001	3.01	1.54〜6.15	0.001	3.01	1.41〜6.49	0.005
Major vascular complication	2.18	1.00〜4.75	0.049						

CI：confidence interval, OR：odds ratio

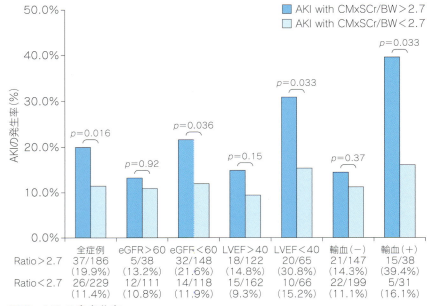

図3 AKIの患者分布
（Yamamoto M, et al：JACC Cardiovasc Interv 2013；**6**：479-486 より引用）

　なお，術前のCKD各分類についてWRFを検討したものの，有意ではなかった．AKIについても同様に検討したところ，CKDの3b・4やTF・出血が多変量解析で独立した危険因子となった．

　TAVI患者においても，AKIの発症は，図2で示すように予後と直結するという報告がある[2]．1年予後はAKIを発症すると47.9%まで低下し，AKIを引き起こすと約3倍まで死亡率は増加している．

　以上の結果より，AKIを発症することは，術後6ヵ月においても腎機能の改善が乏しく，予後も不良である．また，造影剤使用量とAKI発症の関連を指摘する報告として，CM×SCr/BW（CM：contrast media SCr：serum creatinine BW：body weihgt）を体重と血清Crで補正した指標を使用すると，AKIの予測因子となったというものがある[3]．AKI発症要因を多変量解析すると，LVEF<40%・輸血・CM×SCr/BWが独立した予測因子となった（表1）．特にCM×SCr/BWが2.7を超えると増悪する（図3）．造影剤使用量は極力抑えて手技を施行すべきである．

TAVI 後の腎機能障害予防

大動脈弁狭窄症と CKD を合併する患者については，低心拍出症候群による腎前性腎不全や，心不全合併により利尿薬を投与された影響，低アルブミン血症や貧血など，心臓と腎臓との間にさまざまな関連がある．また，実際に腎機能障害を伴う大動脈弁狭窄症患者への TAVI を施行するにあたり，手術リスクを評価するためには，弁輪径などの大動脈弁複合体の計測から石灰化の分布や程度，大動脈ルートの蛇行や壁在血栓・シース挿入に必要な下肢血管径測定のためなど，TAVI に必要な情報を得るために，造影 CT が必要不可欠である．そのためには，評価に足る十分な造影剤量が必要であり，腎機能障害患者を有する大動脈弁狭窄症患者に対しては，当院（豊橋ハートセンター）では CT 前日より入院し十分な補液（重炭酸イオンを含んだ細胞外液補充液 500 mL から1000 mL 程度）を行ったうえで，平均 60 mL 程度の造影剤を使用して撮影を行っている．このプロトコールを用いて当院で TAVI を施行した約100 名の患者のうち，術前に造影剤を使用したことで造影剤腎症を発症したと考えられる症例は 1例もなく経過している．

TAVI 後の腎機能障害を予防するためには，いかに術後の AKI 発症を予防できるかが重要になってくると考えられ，コレステリン塞栓を予防するために愛護的なカテーテル操作を心がけることや，術中バイタルの変動，特に急激な血圧の上昇や低下，ショック状態を発症させないようにコントロールすることなどが重要であると考える．また，前述のとおり，造影剤使用量も AKI を発症する危険因子となり，造影剤使用量を極力抑えることも重要である．しかし，あくまでも手技の安全確認を怠るのではなく，合併症を予見し手技の完遂を目指すことを目的とする造影剤使用量の増加は，容認すべきであると考える．OCEAN-TAVI registry で腎機能が増悪し死亡した症例について調べたところ，腸管壊死や acute respiratory disease syndrome（ARDS）・老衰による衰弱などおよそ腎不全と直接の関係がないものが多く含まれている．

TAVI による腎機能改善

TAVI を施行し重度の大動脈弁狭窄症が改善すれば，低心拍出症候群による腎前性腎不全の影響がなくなることや，利尿薬を減量できるために，併存する腎機能障害が改善することは理論的にありうると考える．当院でも高度の腎機能障害が改善した症例を数例経験している．

ケーススタディ：Case 1

80 歳代女性．重度の大動脈弁狭窄症を有し，心不全入院を繰り返すため，利尿薬が増量され Cr 1.9 と高度の腎機能障害をきたしていた．重度大動脈弁狭窄症に対し，TAVI 治療目的で紹介となった．

局所麻酔下で TAVI 治療を問題なく終了し，心不全が改善することで利尿薬の減量に成功した．Cr は順調に改善し，術後 1 年半の時点で Cr 1.2 前後まで軽快した．その後心不全を発症し入院することなく経過され，現在も無事に外来通院している．

ケーススタディ：Case 2

80 歳代男性．心不全が増悪したため当院に入院となった．もともと Cr 2.0 を超え，CKD4b であった．造影剤の使用を極力控えるため，単純 CT と経胸壁心エコーでおおよその annulus 径と石灰化の分布や perpendicular view を測定し，局所麻酔下で TAVI 治療を開始した．

LCC・NCC・RCC にそれぞれ pigtail カテーテルや Judkins Right（JR）カテーテルを落とし込み，透視上での perpendicular view を測定した．その後，Sapien 3 を留置し，エコーで AR がないこと，左室大動脈間の圧較差の改善を測定し手技を終了した．

本例では TAVI 治療を，造影剤を使用せずに完遂することができた．このような手技は，術者と TAVI チームの経験からなせることでもあり，推奨はできない．しかしながら，手技においても未だに工夫次第で，造影剤使用量の軽減や低侵襲を極める余地があると考える．

以上の症例のように，術後に腎機能が改善した例は経験している．その一方で，TAVI後30日でeGFRが10％以上改善した症例について検討したものの，1年予後の改善は認めなかった．また，eGFRが10％以上低下増悪した症例は，1年予後不良であったと報告している[3]．このことは，腎機能が改善した程度では，高齢者を対象としたTAVI治療においては，予後改善までたどりつけないという意味もあるかもしれない．むしろ腎機能の改善を目指すべきではなく，腎機能を増悪させないという視点も重要と考える．

本項ではTAVIと腎機能障害，特に術後の腎機能障害について検討した．現在慢性腎不全患者へのTAVIは，Cr 2.0未満が推奨されている．一方で透析患者の中には，数多くの重度大動脈弁狭窄症患者がおり，外科的弁置換術が困難な症例が数多くいると思われる．維持透析患者へのTAVIは，石灰化が著しいことから保険適用外となっているが，すでに国内2施設で治験が始まっており，今後新たにTAVI治療の適応となるかもしれない．

文献

1) Yamamoto M, et al：Prognostic value of chronic kidney disease after transcatheter aortic valve implantation. J Am Coll Cardiol 2013；**62**；869-877

2) Yamamoto M, et al：Renal function-based contrast dosing predicts acute kidney injury following transcathter aortic valve implantation. JACC Cardiovasc Interv 2013；**6**：479-486；2013

3) Beohar N, et al：Association of transcatheter aortic valve replacement with 30-day renal function and 1-Year outcomes among patients presenting with compromised baseline renal function：Experience From the PARTNER 1 Trial and Registry. JAMA Cardiol 2017；**2**：742-749

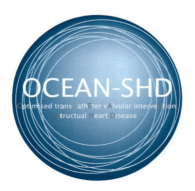

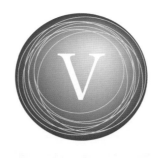

術後管理をおさえよう

術後評価

TAVIの術後評価には形態評価と機能評価が重要である．心エコー図検査は形態評価のみならず機能評価に優れており，さらに低侵襲，リアルタイム性，低コストといった長所を持ち合わせている．そのため，繰り返して施行可能で術後評価に有用である．本項では，心エコー図検査の術後評価ポイントを説明する．

① 人工弁評価

a. 人工弁圧較差，弁口面積および形態

術後の人工弁圧較差，弁口面積（effective orifice area：EOA）や形態を評価することで，人工弁患者ミスマッチ（prosthesis-patient mismatch：PPM）や血栓弁や人工弁劣化を診断する．PPMはEOAを体表面積で除したindexed EOAで重症度を評価する（**表1**）[1-3]．PARTNER trialでは，高

表1　TAVI術後の人工弁機能評価

	人工弁狭窄		
	正常	軽度	中等度〜高度
最大通過血流速度	<3 m/sec	3〜4 m/sec	>4 m/sec
平均圧較差	<20 mmHg	20〜40 mmHg	>40 mmHg
LVOT/人工弁通過血流速度比	>0.35	0.35〜0.25	<0.25
EOA（BSA≧1.6 cm²）	>1.˙ cm²	1.1〜0.8 cm²	<0.8 cm²
EOA（BSA<1.6 cm²）	>0.9 cm²	0.9〜0.6 cm²	<0.6 cm²
	人工弁患者ミスマッチ		
	軽度以下	中等度	高度
indexed EOA（BMI<30 kg/cm²）	>0.85 cm²/m²	0.85〜0.65 cm²/m²	<0.65 cm²/m²
indexed EOA（BMI≧30 kg/cm²）	>0.70 cm²/m²	0.70〜0.60 cm²/m²	<0.60 cm²/m²
	人工弁逆流		
	軽度	中等度	高度
半定量評価			
汎拡張期下行大動脈逆行波	なし or 拡張早期	汎拡張期，非連続	汎拡張期，連続
弁周囲に占める弁周囲逆流比率	<10%	10〜29%	≧30%
定量評価			
逆流量	<30 mL	30〜59 mL	≧60 mL
逆流率	<30%	30〜49%	≧50%
逆流弁口面積	<0.10 cm²	0.10〜0.29 cm²	≧0.30 cm²

TAVI：経カテーテル大動脈弁植込術，LVOT：左室流出路，EOA：人工弁口面積，BSA：体表面積，BMI：体格指数

（Kappetein AP, et al：J Am Coll Cardiol 2012；**60**：1438-1454 より改変して引用）

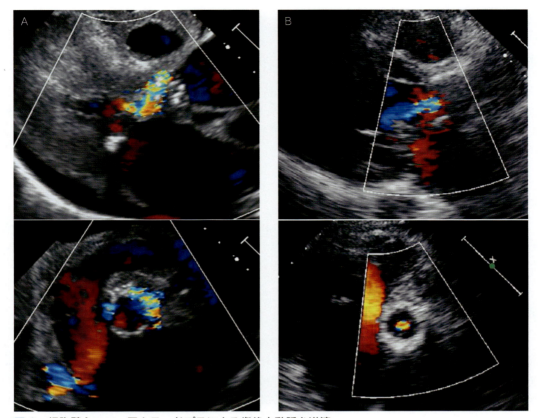

図1 経胸壁心エコー図カラードプラによる術後大動脈弁逆流
経胸壁心エコー図カラードプラによる弁周囲逆流（A）と経弁逆流（B）の長軸像（上）と短軸像（下）．弁周囲逆流は12時〜3時方向および9時方向の2ヵ所認める（A下）．

度PPMが20%，中等度PPMが27%と報告された[2]．中等度以上のPPMで術直後から圧較差が高値となり[1]，高度PPMは予後に影響すると考える[2]．

b. 術後人工弁逆流

術後人工弁逆流は軽度でも予後に影響する．術後逆流は弁周囲逆流と経弁逆流に分類されるが（図1），頻度は弁周囲逆流が多く，過小な人工弁や石灰化や留置位置異常が原因となる．経弁逆流は楕円にゆがんだ弁形態や過小な人工弁，非解剖学的植込みの影響が示唆されるが[4]，臨床的な意義は不明である．術後逆流の重症度はVARC-2 criteria[3]等に従って評価する（表1）．下行大動脈の汎拡張期逆行波は中等度以上の術後逆流を示唆する[5]．

② 左室評価

TAVI術後に圧負荷の減少により左室収縮能は術直後から改善するが[1]，増悪する症例には注意が必要である．新たに左室壁運動異常を認める場合には手技による冠動脈閉塞および狭窄の可能性を考慮する．一方，左室拡張能や左室肥大は術後に増悪することはなく，時間をかけて改善する[1]．

また，TAVI術後に左室内狭窄所見が見られる症例があることも知られている．Tsurutaらは，TAVI術後の13.3%に何らかの左室内狭窄所見を生じ，そのほとんどが左室中部狭窄であり，予後へ

の影響は少ないことを報告した[6].

③ 肺高血圧

TAVI術前の肺高血圧（pulmonary hypertension：PH）は予後に影響することが知られている[7,8]. 肺動脈圧は術直後から改善するが[7]，早期改善の有無は予後に影響しない可能性がある[8]．三尖弁逆流から算出した収縮期肺動脈圧が40〜60 mmHgで中等度PH，60 mmHgを超えると高度PHとされる[7,8].

④ 僧帽弁逆流

TAVI前の僧帽弁逆流（mitral regurgitation：MR）は予後に影響する[9]．術直後からMRは改善するが，特に機能性逆流ではテザリングが改善することでMRが減少することが報告されている[10]．一方，術直後のMR改善は予後に影響しない可能性が指摘されている[9].

⑤ 心囊水

術後心囊水は心タンポナーデの原因となり注意が必要である．退院前の著明な心囊水は2.7％で認められ，アプローチに差はないと報告された（経大腿動脈1.7％，経心尖3.6％，$p=0.474$）[11]．退院前に心囊水を認めた多くの症例は1ヵ月後に変化はなく，新たに心囊水を認めた症例は2.5％であった[11]．なお，新規に認めた症例はすべて経心尖アプローチであったことから，経心尖アプローチ症例では特に慎重な術後評価が必要である.

TAVI術後のフォローアップで心エコー図検査は有用である．特に術後合併症や問題点を十分理解していれば，評価ポイントを絞って心エコー図検査をすることができる.

文献
1) Ewe SH, et al：Hemodynamic and clinical impact of prosthesis-patient mismatch after transcatheter aortic valve implantation. J Am Coll Cardiol 2011；**58**：1910-1918
2) Pibarot P, et al：Incidence and sequelae of prosthesis-patient mismatch in transcatheter versus surgical valve replacement in high-risk patients with severe aortic stenosis：A PARTNER Trial Cohort-A Analysis. J Am Coll Cardiol 2014；**64**：1323-1334
3) Kappetein AP, et al：Updated standardized endpoint definitions for transcatheter aortic valve implantation：the Valve Academic Research Consortium-2 consensus document. J Am Coll Cardiol 2012；**60**：1438-1454
4) Shibayama K, et al：Three-dimensional assessment of features associated with transvalvular aortic regurgitation after transcatheter aortic valve replacement：A real-time three-dimensional transesophageal echocardiography study. JACC Cardiovasc Imaging. 2016；**9**：114-123
5) Mihara H, et al：Assessment of post-procedural aortic regurgitation after TAVR：An intraprocedural TEE study. JACC Cardiovasc Imaging 2015；**8**：993-1003
6) Tsuruta H, et al：Incidence, predictors, and midterm clinical outcomes of left ventricular obstruction after transcatheter aortic valve implantation. Catheter Cardiovasc Interv 2018 Jan 23. doi：10.1002/ccd.27508.［Epub ahead of print］
7) Luçon A, et al：Prognostic implications of pulmonary hypertension in patients with severe aortic stenosis undergoing transcatheter aortic valve implantation study from the FRANCE 2 Registry. Circ Cardiovasc Interv 2014；**7**：240-247

8) Testa L, et al : Persistence of severe pulmonary hypertension after transcatheter aortic valve replacement incidence and prognostic impact. Circ Cardiovasc Interv 2016 ; 9 : e003563. DOI : 10.1161/CIRCINTERVENTIONS. 115.003563.

9) Cortes C, et al : Mitral regurgitation after transcatheter aortic valve replacement : prognosis, imaging predictors, and potential management. JACC Cardiovasc Interv 2016 ; 9 : 1603-1614

10) Shibayama K, et al : Effect of transcatheter aortic valve replacement on the mitral valve apparatus and mitral regurgitation : real-time three-dimensional transesophageal echocardiography study. Circ Cardiovasc Imaging 2014 ; 7 : 344-351

11) Katsanos S, et al : Pericardial effusion following transcatheter aortic valve implantation : echocardiography and multi-detector row computed tomography evaluation. Int J Cardiovasc Imaging 2015 ; 31 : 37-43

コラム　TAVI術後CT

　TAVI後の造影CT検査は，術後の合併症を検出するうえで非常に重要である．全症例にCT検査を施行する必要はもちろんないが，適切に患者選択をすることで心強い検査ツールとなる．

　術中の重篤な合併症の多くは血管造影やエコー検査を用いて判断される．一方，術後の血管合併症の検出には術後CTが有効である．使い方はさまざまで，術中に発症した合併症のフォローアップに用いることもあれば（図1），偶発的に仮性動脈瘤などが見つかることもある[1,2]．重篤化する前に合併症を発見することで早期治療につながる．

　近年，造影CTで検出されるTAVI後血栓症（図2）がトピックとなっている[3]．生体弁において弁葉の大動脈側に血栓が付着するものである．血栓の量が多くなると弁葉の開きを障害するようになり，心不全増悪の原因となりうる．弁葉可動性が低下すると，経弁速度の上昇が見られる．経胸壁心エコーでは，血栓の有無や弁葉可動性の評価は困難であることが多いため，診断ツールとしては心電図同期造影CT，次いで経食道心エコーが推奨される．

　TAVI後血栓症の発症頻度は低くないが（Edwards Lifesciemces社のSapien XTでは術後1年以内で14％程度），ほとんどは無症候性であり，その長期的な臨床転帰はまだ不明である[4,5]．TAVI後の適切な抗血栓薬レジメンは未だ確立されておらず，より若い低リスク患者へのTAVI適応拡大を目前として，TAVI弁の耐久性の証明は今後の重要な研究課題である．

文献
1) Yashima F, et al：Delivery balloon-induced ascending aortic dissection：An unusual complication during transcatheter aortic valve implantation. Catheter Cardiovasc Interv 2016；**87**：1338-1341
2) Kakefuda Y, et al：Impact of subclinical vascular complications detected by systematic postprocedural multidetector computed tomography after transcatheter aortic valve implantation using balloon-expandable Edwards SAPIEN XT heart valve. Am J Cardiol 2017；**119**：1100-1105
3) Makkar RR, et al：Possible subclinical leaflet thrombosis in bioprosthetic aortic valves. N Engl J Med 2016；**374**：1591-1592
4) Yanagisawa R, et al：Incidence, predictors, and mid-term outcomes of possible leaflet thrombosis after TAVR. JACC Cardiovasc Imaging 2017；**10**：1-11
5) Hansson NC, et al：Transcatheter aortic valve thrombosis：incidence, predisposing factors, and clinical implications. J Am Coll Cardiol 2016；**68**：2059-2069

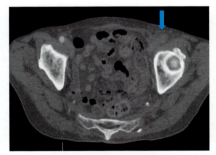

図1　造影CTを用いた血管合併症のフォローアップ
腸骨動脈解離によって術翌日に発生した動脈閉塞．手術が必要と判断された．

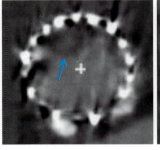 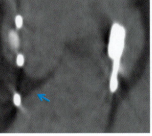

　　A　　　　　　　　　　B
図2　造影CTで検出されたTAVI後血栓症
A：TAVI弁の短軸像．hypo-attenuated leaflet thickening（HALT）と呼ばれ，あたかも弁葉が分厚くなっているかのように見える．
B：長軸像．

術後管理

B

　TAVIは主に高齢者を対象とした低侵襲治療であり，その低侵襲性を最大限享受するためには早期離床早期退院が重要である．一方でハイリスクな患者背景もあり，合併症を生じたケースなどは慎重な術後管理を要する．実際には個々の症例ごとに適切と思われる術後管理を行うことになるが，いくつか一般的なポイントについて言及する．

① 体液量管理

　TAVI術後の体液量管理は，術後心不全や術後急性腎障害（AKI）とも関連して，重要な点である．術後経過が良好な症例でも，術後1〜2日以内に体重が1〜2kg増加することはしばしば経験する．TAVI周術期の補液等の影響と思われ，軽度の肺うっ血を伴うことがあるが，AS解除による血行動態改善のため術後3〜4日で自然とベースラインの体重に戻ることが多い．一方で有意な弁周囲逆流が残った症例や術後AKIを生じた症例等は術後心不全のリスクが高く[1,2]，呼吸サポート，降圧薬，利尿薬等の治療介入を要することが多い．

　当院（慶應義塾大学）では術後の体液量管理として，退院までにベースラインの体重に戻るか戻りつつあることを確認している．退院後は活動量増加や塩分摂取増加に伴って，どうしてもうっ血傾向になりやすいので，退院時に体液貯留を解除しておく必要がある．弁周囲逆流やAKIがなく低リスクの症例も術後2〜3日で体重がピークアウトしていなければ少量の利尿薬を追加する．これは入院期間短縮にも寄与すると思われる．速やかに反応して体重が戻れば退院時に利尿薬を中止することも可能である．弁周囲逆流等で術後心不全ハイリスクが明らかな症例は，あまり様子を見るより，心不全が顕在化する前から降圧薬や利尿薬で積極的に介入したほうがよい印象である．

　また，筆者らはこの際に少量のトルバプタンをしばしば使用しており，限られた経験ではあるがよい手応えを持っている．TAVI後の症例は求心性肥大による左室拡張不全があり，血管内脱水による腎障害悪化等の影響が出やすいと考えられるが，従来の利尿薬より血管内脱水になりにくいという点でトルバプタンに期待している．また，特に術前に低ナトリウム血症のある症例はTAVI術後の予後が不良であり，そのような症例の心不全治療にも有効な可能性がある[3]．実際には小柄な高齢者が多いこともありトルバプタン開始用量は原則3.75mgとしている．尿量や電解質に注意しつつ慎重に増量すれば，極端な薬効を示すことはない印象である．トルバプタンはうっ血が解除された時点で退院前に終了する場合もあるが，忍容性に問題がなければ退院後も継続し，その分併用しているループ利尿薬等を減量することもある．

② 血圧管理

　TAVIの術後は血圧が上昇することが多く，逆に術後より低血圧となる場合は，出血，心タンポ

ナーデ，冠動脈閉塞などの合併症の可能性を疑う必要がある．TAVI術後高血圧はしばしば遭遇するが，そのメカニズム，予後への影響，必要な対応などは未だ不明な点が多い．Perlmanらの報告によると，51％の症例で術直後に140/90 mmHgを超える高血圧が持続するか降圧薬の追加・増量を必要としたとされている[4]．同じ報告で，術後高血圧が起きた症例は起きなかった症例に比して，術直後の心拍出量がより増加しており，その後1年の生存率も良好であった．従来心臓手術後の高血圧は予後を悪化させると考えられてきたが，TAVI術後高血圧は，血行動態の速やかな改善として良好な予後の指標である可能性が高い．

　また術後高血圧をどの程度厳しく管理すべきかということもまだ明らかになっていない．TAVI術後の血圧管理についてはReinthalerらの報告で言及されている[5]．TAVI後退院前の血圧が140/90 mmHg未満にコントロールされている患者群は，140/90 mmHg以上のコントロール不良群に比べて6～12ヵ月後のNYHA Classと6分間歩行距離の改善が良好という内容の報告である．あくまで限られた観察研究からの知見であるが，術後高血圧はある程度コントロールするべきと考えられる．

　当院ではTAVI術後高血圧に対して140/90 mmHg未満を目安に降圧薬を調整している．有意な弁周囲逆流や僧帽弁逆流がある場合など症例に応じてより厳しい管理をすることもある．術後ICU/HCUでは静注薬のカルシウム拮抗薬を使用する．翌朝ICU退室時にも高血圧が持続している場合はその時点で内服の降圧薬を追加し，速やかな離床のため可及的速やかに静注薬を終了している．内服のカルシウム拮抗薬は比較的速やかな降圧が得られるため静注薬からの入れ替えに使いやすいが，長期的にはレニン–アンジオテンシン系阻害薬の有用性を示唆する報告がある[6]．

　前述のように術後高血圧は血行動態の改善を反映していると考えられるため，高血圧のみではリハビリテーションを制限していない．ADL維持のため早期のリハビリは重要であり，術後高血圧がある場合も，症状に注意しながらリハビリを進めている．

③ 早期退院と社会復帰に向けて

　TAVIの低侵襲性を活かすために，術後管理において早期離床，積極的なリハビリ，早期退院を常に念頭におくことが重要と思われる．経大腿動脈アプローチ（TF）症例を中心に複数の観察研究や介入研究で早期退院について検討されており，早期退院によって退院後早期の再入院や死亡率への影響・関連はなかったとされている[7-10]．適切な症例選択とリスク管理によって，3日以内などの短期での退院も今後一般的になる可能性がある．また局所麻酔と穿刺法による低侵襲TAVIも早期退院に有効と考えられている[11]．

　当院での早期退院への取り組みとして積極的に低侵襲TAVIを導入するとともに問題なければ術翌日から確実に離床し歩行リハビリを行っている．そのため術翌日の午前中には点滴や尿道カテーテルなどは極力抜去する．また局所麻酔をルーチンにすることで術当日の夕食から食事も取れるようになっており，昼夜のリズムをつけて早期離床やせん妄予防効果に期待している．術後リハビリは理学療法が中心だが，術後誤嚥性肺炎を何例か経験してからは術前の問診で誤嚥リスクをスクリーニングし，言語聴覚士に介入を依頼することもある．

　退院を決定するタイミングはケースバイケースだが，前述の体液量コントロールが問題なく，発熱やその他の合併症がなければ，術後3～5日程度（TF症例）で退院としている（図1）．なお，元々右脚ブロックがある場合など完全房室ブロックのリスクが高い症例は，遅れて発症することもあり，術後6日程度まで入院で経過をみるようにしている．

図 1　早期退院プログラム（慶應義塾大学）

文献

1) Abdel-Wahab M, et al：Aortic regurgitation after transcatheter aortic valve implantation：incidence and early outcome. Results from the German transcatheter aortic valve interventions registry. Heart 2011；**97**：899-906

2) Barbanti M, et al：Renal dysfunction and transcatheter aortic valve implantation outcomes. Expert Rev Cardiovasc Ther 2016；**14**：1315-1323

3) Kagase A, et al：Impact of pre-procedural hyponatremia on clinical outcomes after transcatheter aortic valve replacement：A propensity-matched analysis.Catheter Cardiovasc Interv 2018 Jan 11. doi：10.1002/ccd.27483.［Epub ahead of print］

4) Perlman GY, et al：Post-procedural hypertension following transcatheter aortic valve implantation：incidence and clinical significance. JACC Cardiovasc Interv 2013；**6**：472-478

5) Reinthaler M, et al：Post-procedural arterial hypertension：implications for clinical outcome after transcatheter aortic valve implantation. J Heart Valve Dis 2014；**23**：675-682

6) Ochiai T, et al：Renin-angiotensin system blockade therapy after transcatheter aortic valve implantation. Heart 2018；**104**：644-651

7) Barbanti M, et al：Early discharge after transfemoral transcatheter aortic valve implantation. Heart 2015；**101**：1485-1490

8) Durand E, et al：Feasibility and safety of early discharge after transfemoral transcatheter aortic valve implantation with the Edwards SAPIEN-XT prosthesis. Am J Cardiol 2015；**115**：1116-1122

9) Sud M, et al：Short length of stay after elective transfemoral transcatheter aortic valve replacement is not associated with increased early or late readmission risk. J Am Heart Assoc 2017；6（4）. pii：e005460. doi：10.1161/JAHA. 116.005460.

10) Noad RL, et al：A pathway to earlier discharge following TAVI：Assessment of safety and resource utilization. Catheter Cardiovasc Interv 2016；**87**：134-142

11) Hosoba S, et al：Safety and efficacy of minimalist approach in transfemoral transcatheter aortic valve replacement：insights from the Optimized transCathEter vAlvular interventioN-Transcatheter Aortic Valve Implantation（OCEAN-TAVI）registry.Interact Cardiovasc Thorac Surg 2018；**26**：420-424

索 引

和文索引

ア・イ

悪性疾患　33,35

位置決め　77,82,91,111
一過性脳虚血発作　174

ウ・カ

右室穿孔　152

合併症　84,102
　　──回避　54
加齢性変化　6
完全房室ブロック　29,156,158,196
冠動脈　44
　　──狭窄　29,38
　　──ステント　119
　　──，高さ　44,64
　　──プロテクション　118,146
　　──閉塞　44,55,87,113,118,144,169
　　──閉塞ハイリスク症例　118,145

キ

機能評価　190
急性腎障害　185
　　──発症要因　186
狭小弁輪　56
局所麻酔　35,104,107
虚血性脳卒中　174
緊急 TAVI　125

ク

屈曲度の評価　48
クリンプ　62,74

ケ

経胸壁心エコー　80

経鎖骨下動脈アプローチ　☞ TSc アプローチ
経食道心エコー　31,35,80,149,167
経心尖アプローチ　☞ TA アプローチ
経大腿動脈アプローチ　☞ TF アプローチ
形態評価　190
経腸骨動脈アプローチ　121
経弁逆流　191
血管アクセス　56
血管合併症　47,171
血管径の評価　46

コ

後拡張　134,138,149,177
恒久的ペースメーカ留置　56,155
抗凝固薬　181
抗血小板薬　33,181,183
抗血栓療法　183
高度石灰化　77,113
硬膜外麻酔　121
高齢者　34
呼吸機能　29,34

サ

サイジング（サイズ選択）　61,85,148
　　──，Evolute R　86
　　──，Sapien 3　63
　　過小──　137
左室径　29
左室収縮力（収縮能）　29,191
左室穿孔　152,165
左室大動脈間圧較差　73,94
左室内狭窄　191
左室流出路　43

シ

出血合併症　29,180
　　──，VARC-2 基準　180
出血性脳卒中　174
術後高血圧　196
術後心嚢水　192

200　索　引

術後体液量管理　195
術後評価　190
術前検査　28
消化管出血　180
上行大動脈解離　40
助手の役割　76,167
腎機能　29,36
新規発症心房細動　176
人工弁圧較差　190
人工弁感染性心内膜炎　33,137
心尖部へのワイヤー留置　161,167
心臓（血管）外科医の役割　20,84
心タンポナーデ　152
心囊穿刺　167
心囊ドレナージ　149,167
心不全ハイリスク症例　195

　　ス・セ

スクリーニング　28

石灰化　40,47,63,64,113,117,136
セデーション　121
前拡張　74,93,177
全身麻酔　35,100,121

　　ソ

造影剤腎症リスク　29,36,186
早期退院　196
僧帽弁逆流　192
僧帽弁疾患合併　29
僧帽弁人工弁置換術後 TAVI　110

　　タ

耐久性（TAVI 弁）　26
退行変性　6
大動脈　49,64
　　——解離　49,117,152
　　——基部　40
　　——基部破裂　147,152
　　——屈曲　49,76,116
大動脈弁狭窄症
　　——，重症度評価　6,23
　　——，重症度評価指標の乖離　8
　　——，治療時期・治療方法　23

大動脈弁複合体　41,86

　　チ

腸骨下腹神経ブロック　105
腸骨鼠経神経ブロック　105
腸骨大腿動脈　46
直接大動脈アプローチ　☞ DA アプローチ

　　ツ・テ

使い分け（弁の選択）　54,55

低ナトリウム血症　195
デクスメデトミジン　106
デバイスの弁通過　77,91,129
　　——，血圧低下　128

　　ト

同軸ポジショニング　77
同時手術　18,19

　　ニ

二尖弁　6,42,56,123
2 段階拡張　112,128
入院期間　156,196

　　ネ・ノ

年齢 17,34

脳血管障害　35,174
脳梗塞リスク　29,177
脳卒中　174
ノルアドレナリン　102

　　ハ

肺高血圧症　29,192
ハートチーム　20,22,84
　　——，確認・議論すべき臨床情報　24
バルーンサイジング　32,42,75

　　フ

フェニレフリン　102
フェンタニル　105
フレイル　30,51
プロタミン　102

プロポフォール　106

ヘ

併存疾患　33,51
ヘパリン　102
弁間圧較差　7
弁口面積　7,190
弁周囲逆流　☞ PVL
弁脱落　160
弁通過最大血流速度　7
弁の選択（使い分け）　54,55
弁輪　40
　　──サイズ比　149
　　──周囲経（周囲長）　40,85
　　──石灰化　32
　　──楕円性　137
　　──破裂　40,55,114,148,152
　　──面積　40
　　狭小──　56

ホ

房室ブロック　155
　完全──　156,158
ボーダーラインサイズ　32,41,63,66
ポップアップ　93

マ・ユ

慢性腎不全（慢性腎臓病）　36,176,184

輸液　128

ラ・リ・ワ

ラーニングカーブ　176

リウマチ熱　6
留置位置　78,82,91,138,155
留置手順　78,82,92,97,98

ワイヤーの弁通し　73,82,176

欧文索引

A

ACURATE neo Aortic Valve System　58
acute AR　129
ad-hoc post-dilatation　148
alternative approach（access）　84
annulus plane　78
aortic angle　87

B

BAV　42,82,128,165
　　──同時造影　32,75
blood autotransfusion　149

C

CFS（clinical frailty scale）　51
contained annulus rupture　148
control pacing　91,152
CoreValve US clinical trial　149
CT　30,40

D

DA アプローチ　97
　　──，セットアップ　96
direct TAVI　177
durability　26

E・F

ESC ガイドライン　17
Evolut R　54,85,89
　　──，oversizing ratio　87
　　──，冠動脈プロテクション法　120
　　──，サイズと適応症例　86

frailty　30,51

H

HALT（hypo-attenuated leaflet thickening）　194
hemorrhage stroke　174
HITS（high intensity transient signals）　176,177
horizontal aorta　77,161

I

InLine シース　46,89
ischemic stroke　174
IVUS　47

L

LFLG（severe）AS（low-flow low-gradient〔severe〕AS）　8,12
Lotus Valve System　58

N・O

nominal inflation　65
NOTION-2 trial　3

OCEAN-TAVI registry　4,50

P

paradoxical severe AS　9
PARTNER-1 trial　16
PARTNER-2 trial　3,16,19,50
PARTNER US　50
PCI
　TAVI 術前——　30,38
　TAVI 術中——　146
Perclose　72,79,181
perpendicular view　70,111,145
point of no recapture　92
polyethylene terephthalate cuff　149
PORTICO Transcatheter Aortic Heart Valve　59
pseudo severe AS　9
PVE（prosthetic valve endocarditis）　137
PVL（paravalvular leak〔leakage〕）　42,56,85,114,136,191
　——．VARC-2 基準　139
　——．成因　137

R

raphe　42,123
rapid pacing　35,70,82,102,128,152,177
Re-do 症例　81,110

S

Sapien 3　54,70,148
　——．冠動脈プロテクション法　120
　——．サイジング　63
　——．サイズチャート　64
Sapien XT　61,147
SAVR
　——．選択　16,17,19
　——．低〜中等度リスク　3,25
　——．適応　10
　——．ハイリスク　2
septal bulge　44
stiff wire　151,166
　——．位置　127
　——．種類　165
　——抜去　130
ST-junction　43,169
stroke　174
STS score　34

T

TA アプローチ　80,84
　——．術後管理　103,192
TAVI
　——．アプローチ法　2
　——．選択　16,17
　——．適応　3,16,20
TAVI 後血栓症　183,194
TF アプローチ　69,89
　——．局所麻酔　104
　——．セッティング　70
　——．全身麻酔　101
TIA　174
true severe AS　9
TSc アプローチ　95
　——セットアップ　96
2 step inflation　112,128

U

underfilling（underfill-implantation）　41,65,148
US CoreValve trial　16

V

Valsalva 洞　43,87
　——破裂　40,43,114
valve in valve　3,138,162

TAVI 実践マニュアル

2018 年 8 月 15 日　第 1 刷発行	監修者　林田健太郎
2021 年 6 月 30 日　第 2 刷発行	発行者　小立健太

発行所　株式会社　南　江　堂
〒113-8410　東京都文京区本郷三丁目 42 番 6 号
☎（出版）03-3811-7236（営業）03-3811-7239
ホームページ http://www.nankodo.co.jp/

印刷・製本　三報社印刷
装丁　星子卓也（ペントノート）

Practical Manual of Transcatheter Aortic Valve Implantation（TAVI）
© Nankodo Co., Ltd., 2018

定価はカバーに表示してあります．
落丁・乱丁の場合はお取り替えいたします．
ご意見・お問い合わせはホームページまでお寄せください．

Printed and Bound in Japan
ISBN 978-4-524-25971-7

本書の無断複写を禁じます．
JCOPY 〈出版者著作権管理機構　委託出版物〉

本書の無断複写は，著作権法上での例外を除き，禁じられています．複写される場合は，そのつど事前に，
出版者著作権管理機構（TEL 03-5244-5088, FAX 03-5244-5089, e-mail: info@jcopy.or.jp）の
許諾を得てください．

本書をスキャン，デジタルデータ化するなどの複製を無許諾で行う行為は，著作権法上での限られた例外
（「私的使用のための複製」など）を除き禁じられています．大学，病院，企業などにおいて，内部的に業
務上使用する目的で上記の行為を行うことは私的使用には該当せず違法です．また私的使用のためであっ
ても，代行業者等の第三者に依頼して上記の行為を行うことは違法です．